斎藤正人

この歯医者がヤ

GS

幻冬舎新書

359

はじめに

ひどい治療が横行する歯科業界の現実

はじめに申し上げておきますが、私は不良少年の出です。しかし、断じて不良歯科医ではありません。

歯の保存技術に関しては、誰にも負けない情熱と自信を持っています。

すぐかんたんに、庭の雑草でも抜くように、「これはもう抜くしかありませんね」とは、口が裂けても言いません。「この歯は抜かないと、骨肉腫からいずれがんになりますよ」と80歳のオバアチャンを脅したりもしません。

家に帰れば、今年還暦を迎えたいいオヤジなのに口を開けて自分の歯をいじりながら、どうすれば噛み心地がいいか、見てくれがいいか……と考えるおかしな歯医者です。

そんな私はいま、心ならずも**「歯の駆け込み寺」**と呼ばれる日々を送っています。ですが正確には、未熟な治療や、いい加減な手抜き治療を行っている不良歯科医たちの尻拭いに追われている、と言った方がいいでしょう。

毎日嫌になるぐらい、「これはひどい治療だ」「何でこの歯を抜くんだよ」としか言えないような、金儲け主義の手抜き治療を目のあたりにしています。

しかし、私のところに駆け込んでくる患者さんたちは、歯科医療をめぐるトラブルや、ひどい治療の被害に苦しむ歯科難民の氷山の一角にしか過ぎません。

ですからそんなこともあって、久しぶりに元不良少年の「反逆の血」が騒ぎだし、世の中の不条理を見過ごせない性格の私は、歯科業界から袋叩きにあうことを覚悟のうえでこの本を書きました。

つまり、私はユダ、裏切り者になり、歯科医師会を追放になるかもしれませんが、少しつむじ曲がりの私は、追放よりもタブー告発の方を選びました。

4人に一人が65歳以上の高齢化の時代、急増するトンデモ歯医者に一生ものの大事な歯を抜かれないために、歯医者の思惑と歯科業界の事実を知っていただきたいのです。

ですが、けしていい子ぶる気はありません。

商売と考えるか医療ととらえるかは各人の自由ですが、ただ、「削ってもだめだから、抜きましょう」としか言わないのでは、あまりにも寂しいのです。**歯医者の基本理念は「歯を残すこと」**です。哲学を持てとまでは言いませんが、「俺は日本一の歯医者だ。腕のいい職人だ。

抜かずに残してみせる」と、ほんの少し自分の腕に胸を張ってほしいのです。

私が歯医者になった理由

不良などという言葉はもはや死語でしょうが、私は落ちこぼれの、立派な不良でした。都立日比谷高校の3年間はほとんど授業に出ず、毎日、コーヒーと酒を飲んではショートピースを1日40本吸い、ピンク映画館とストリップ劇場に入りびたり。高2のときの失恋もあって、軟派不良を絵に描いたような高校生でした。

こづかいがなくなると、都立日比谷図書館であわよくばナンパしようと女の子を横目でチラチラ盗み見しながら、好きな文学作品の世界に浸っていたものです。

当時、世の中は70年安保の嵐が吹き荒れていて、1年生のとき、学校はロックアウトで授業はなく、日比谷高校でもトンガった生徒は全共闘集会に参加して、いっぱしにゲバ棒を振り回していました。

しかし、ノンポリで不良だった私はこれ幸いと自堕落な日々。映画『酒とバラの日々』まではいきませんが、似たようなものでした。もちろんそんな状況でも、東大を目指すエリート組は世間の嵐など無視して、まじめに勉強していたものです。

忘れもしません。そんな自堕落な日々を送っていた高校3年の秋、「いったい、この先どうするんだ？」と父に問い詰められたのです。東北出身の父は口が重く、思春期真っ盛りの、鋭いナイフのような息子と会話することはまれでしたが、とうとう我慢できなくなったのでしょう。

私は緊張し、前から考えていた希望を思い切って口にしました。

「詩人になりたいんだけど」「…………」。2、3秒の沈黙の後、雷が落ちたような大声で父が怒鳴りました。「バカたれ、詩で飯が喰えるか！　医者か弁護士になれ！」というひと言で不良の甘い夢はつぶされました。まずいことに、父は最高学府赤門の医学部を出て、教科書にも載るほど優秀な臨床医でした。

ところが親不孝なことに、その後、無理やり親を説き伏せて受験した赤門文学部入試に二度も失敗。「スンがね～　そんなら、はいスぁ（歯医者）さでも　なれや！」と、頭にきて思わず山形弁が出てしまった父の命令で、詩人の夢も医者への道も諦めて、意気地なく歯医者になったのが真実です。

このとき、最後まで不良らしく突っ張って、家を飛び出すぐらいの根性があったら、歯医者の私はなかったかもしれません。結局、頭でっかちな少年のヤワな不良ごっこでした。

歯を抜くしか能のない、金儲け主義の歯医者に注意

いま歯医者があふれています。２０１０年には10万人を突破。特に東京には多く１万３千人もいます。

そんな激戦地帯の東京で私は23年間、渋谷のとあるビルで小さな歯科医院を開業してきました。幸い、長年働いてくれる気立てのいい２人の女性歯科助手にも恵まれ、家族的雰囲気でささやかにやっています。

外に掲げた「歯を抜かない歯医者」という看板のせいか、部屋代とアシスタント２人の給料を払い、つましく贅沢をしなければ親子４人暮らしていけます。ですから、いまさら名を売る必要はないのです。

ところが最近驚くのは、「抜かずに、何とか歯を残してあげよう」と、努力する歯医者が減っていることです。なぜならば、いま、私の所は最後の駆け込み寺状態だからです。

４年前からはじめたブログ「抜かない歯医者のひとりごと」の影響からか、遠くは北海道、東北、近畿など遠方から訪ねてみえる患者さんが増えてきました。その全部が、地元の歯科医院で手間のかかる歯の保存治療を断られたり、驚くような治療をされたり、経験不足の若い歯医者にいじり回されたあげく、患部が悪化して駆け込んで来るのです。地方から見える患者さんが月に何人もいます。

そして患者さんの話から見えてきたのは、手の込んだ治療を嫌がったり、抜かずに十分保存できるのにやらなかったり、保存する技術がなかったり、「怠慢・商業主義・未熟」な歯医者がたくさんいる、ということです。

特にこの傾向は競争の少ない地方の歯医者に多く、患者さんは数軒の「歯医者ショッピング」をした末、私のもとにたどり着きます。

私は歯学部の学生時代、「歯医者の初心は『まずその歯が残るか、残せるか』である。ベテランになってもこの初心を忘れてはいけない」と教えられました。これは言わば、世阿弥の『初心不可忘』（初心忘るべからず）と共通します。

学生時代尊敬していた、ある教授の教えを今でも大事にしています。彼は「抜歯も保存も両方上手にできないといけないが、抜くよりも残す方が難しい。残すのがうまいのが名医だ」とおっしゃっていました。ですから私は、残す努力もせず、すぐ抜歯する歯医者に我慢がならないのです。

歯を失うことで、人の体にはさまざまな悪い影響が現れます。審美のために削ったり元気な歯を抜いたりするなどは論外。歯を失うと、野生の動物はやがて死んでいきます。そのぐらい大事な歯を、金儲け主義の歯医者の言葉に誘導されてかんたんに抜いてはいけません。

歯は1本でも抜けば連鎖的に他の歯も失うきっかけになるのですから、抜歯をすすめられたら即断しないで、理由をきちんと説明してもらうことです。さらには用心深く、別の歯医者を訪ねて聞いてみるのがいいでしょう。

最近よく患者さんから、「先生の技術なら、自費で高いお金をもらってもいいんじゃないですか」と言われます。とても嬉しいのですが、反面、「本をただせば不良少年出身の、しがないオレ程度の歯医者がそう言われるなんて、歯医者の世界も末だなあ～」と思う今日このごろです。

かつて、私が好きな石川啄木はふるさと渋民村への想いを、「石をもて追はるるごとく　ふるさとを出でしかなしみ　消ゆる時なし」と詠みましたが、私も仲間たちから石をぶつけられ追われたとしても、いつの日にか、「あいつが言っていたことは正しかった」という日が来ることを信じて、今日も治療をつづけています。

最後になりましたが、この本の出版に当たり、多大なご尽力をいただいた幻冬舎編集部の皆様と、長年献身的に勤務してくれている、女性歯科助手の2人と、いくつになっても理屈っぽく、青いだけの私を黙って支えてくれる妻に感謝の気持ちを捧げます。

この歯医者がヤバい／目次

はじめに 3

一章 「歯の駆け込み寺」と呼ばれて 17

日本の歯科医療はドンづまり 18
医療よりも儲け重視のトンデモ歯医者たち 22
志と現実の間で苦しむ若い後輩歯科医 24
腕のいい歯医者ほど儲からない 26
歯医者の得意技は、「手抜きと過剰」 29
駆け込み寺診療エピソード①——
ただのひび割れで抜歯されそうになった患者 32
駆け込み寺診療エピソード②——
「歯周病が原因。抜きましょう」と言われた2人の患者 35

二章 歯医者の夜逃げがはじまった 39

いまも昔も、歯医者はやりたい放題 40
歯医者格差がどんどん広がってきている 44
石を投げれば歯医者とコンビニに当たる! 46
本当にある『夜逃げ屋本舗』歯科医師版 49
ヤクザや中国人投資家がはびこる歯科業界 52
生活レベルを落とせない歯医者たち 54

三章 歯学部は吹きだまり 57

「鶴岡八幡宮」が読めなかった歯学生 58
医者になれなかった者が歯医者になる 60
「縁故枠入学」という、猫でもOKの裏道 62
18歳でポルシェに乗っていたアホ歯学生 64
進級できない落第生と、卒業できない留年生が増えている 68
ついに生き残りをかけた私大の大安売りがはじまった 70
最悪の私立歯科大学は、9割の学生が国家試験に不合格 72
東大、京大に歯学部がない理由 75

四章　インプラント医に殺されないために　79

歯医者を堕落させる甘い餌　80
歯医者は自分や家族にはインプラントを打たない　83
インプラントとはどんな技術か　84
インプラント治療の流れ　86
日本でインプラント離れがはじまった　90
患者集め用のハリボテ肩書きにだまされるな　92
発展途上のインプラント治療　95
インプラント医に殺されないために　98
1本7万円、激安商品の闇　103
インプラントは〝インポラント〟である　108
白衣を着た業者が教える、即成インプラント講習会　114
激増している訴訟とトラブル　118
歯医者を信じる芸能人たち　121
ぼろ儲けの悪徳高等テクニック　124
インプラント治療の落とし穴　126

五章　それでも私は歯を残す　133
健康を支えている素晴らしい歯の働き　134
平安時代から続く日本の歯科医療の歴史　136
多くの歯医者は効率最優先　138
腕が決め手の根管治療　140
歯科大学病院を過信し過ぎるな！　147
削らず保存する、最新治療法　148
駆け込み寺診療エピソード③―
入れ歯で耳が聞こえるようになった難聴女性　151
駆け込み寺診療エピソード④―
「もう手遅れです」と歯を抜かれそうになった男性　152
駆け込み寺診療エピソード⑤―
ある患者が体験した、大学病院の恐ろしい実態　154

六章　誰も言わなかった、良い歯医者の見分け方、上手なかかり方　161
「渡る世間はダメ歯医者ばかり」が現実　162

マスコミの解説記事は当てにならない 163
場所や雰囲気にだまされてはいけない 164
歯医者選びは恋人探しと同じである 166
良い歯医者の見分け方 167
良い歯医者の探し方 176
誰も言わなかった、上手な歯医者の選び方・探し方 179

七章 歯にまつわる噂の嘘と本当 197

問い①—入れ歯安定剤は使うべきですか? 198
問い②—キシリトールガムは虫歯予防に効果がありますか? 198
問い③—歯周病は病気に関係しますか? 199
問い④—恋人が虫歯だけど、キスしたら自分も虫歯になりますか? 199
問い⑤—歯を磨いても、人によっては虫歯や歯周病になりますか? 200
問い⑥—ドリルの「キーン!」という音が怖いので、何とかなりませんか? 200
問い⑦—虫歯を治すのに、なぜ何回も通わなければいけないのですか? 201
問い⑧—「デンタルIQ」って何ですか? 201

問い⑨——フッ素入りの水は虫歯予防に効きますか？　203
問い⑩——大学病院の方が診察代が高いって本当ですか？　204
問い⑪——虫歯や歯周病で死ぬことはありますか？　204
問い⑫——電動歯ブラシは効果がありますか？　204
問い⑬——「歯磨き粉」は不要と言う歯医者さんもいますが、本当ですか？　205
問い⑭——ナイトガードって何ですか？　205
問い⑮——歯を白くきれいにするホワイトニングについて教えてください　206
問い⑯——テレビCMで女優さんが指歯ブラシで歯茎をマッサージしているけど、本当に効果がありますか？　206
問い⑰——虫歯や歯周病予防の歯磨きの方法を教えてください　206

参考文献　210

図表作成　㈲美創

一章　「歯の駆け込み寺」と呼ばれて

日本の歯科医療はドンづまり

いま、私の診療所には毎日のように、「何でこの歯を抜くの？」と驚いてしまうようなひどい治療を受けた患者が駆け込んで来る。

そう言えば、私の小さな診療所を「駆け込み寺」と呼ぶ友達もいる。

患者のほとんどは、4年前からはじめたブログ「抜かない歯医者のひとりごと」を見てやって来るし、歯科医師仲間から紹介されたセカンド・オピニオンの患者もいる。

何人もの歯医者の間をさ迷い歩き、「歯医者ショッピング」をつづけるのは患者の性格の問題だ、などと厳しい意見もある。だが、それは増えているひどい歯科治療と、利益追求に走っている歯科業界の実態を知らない者の言葉である。

まことに胸の痛むことだが、ここ数年来日本の歯科業界は劣化して、どうにもならない袋小路に追いつめられている。医療従事者としての良心から、技術や時間の割に利益の合わない治療をかろうじてつづけている歯医者は、そろそろ限界である。

こうなったのにはいくつかの原因があって、そのひとつに、**時代遅れで現実を見ない国の歯科医療政策がある。**

孤独死、認知症、老々介護、限界集落をはじめ、高齢化と共にさまざまな社会問題が浮かび上がり、増えつづける医療費の削減が叫ばれている。だが、保険歯科医療費に比べたら医療費はまだいい。国民の健康をいうなら歯も同じなのに、歯科医療費はあまりにも低く据え置かれている。

医者が正妻の子としたら、低い医療費という冷や飯を喰わされてきた歯医者は妾の子のようなものかもしれない。歯医者たちはみな、自虐を込めて、「どうせ、歯医者は妾の子さ」と今日も自棄酒《やけざけ》をあおりながら力なくつぶやく。

その結果、当然のように「親知らずはいずれ暴れ出しますから抜きましょう」と親知らずというだけで抜歯する。時間のかかる根管治療はやらず手を抜く。歯のことなど何もわからない80歳のお婆さんに入れ歯だとがんになると脅して、インプラントに誘導する。

気づいているのに歯周病を放っておいて、ひどくなってから抜いて入れ歯をすすめる。闇の売人が売り歩く、中国製のアブナイ激安密輸インプラントを使う。などなど、いまの歯科業界には同じ歯医者として目も当てられない、トンデモ治療が急激に広がっていることを知っていただきたい。

しかし、私もいまを生きる歯医者の一人として、彼等、ひどい歯医者だけをエラそうに責める資格はない。なぜなら、私もときどきもう少しで、「手を抜いちゃえよ」という甘い誘惑に負けそうになる弱い人間だし、良心と利益の板ばさみの間で揺れ動いているしがない歯医者であり、明日に希望を持てない歯科村の一員だからだ。

あえて言うならば、日本の歯医者は国の医療制度の被害者かもしれない。しかし自業自得でもある。多くの歯医者は、宝島を求めてわれ先にと海に乗り出し、激しくなってきた嵐に翻弄されて沈まないために必死で舵を操る小船の船長と同じで、国を恨む筋合いはない。かつては甘い夢を見たのだから。

日本の歯医者がここまで追い込まれた理由には、いくつか原因がある。

一、虫歯患者の減少と歯科医療市場の縮小
二、歯医者の増加による熾烈な競争
三、低く据え置かれ、歯科医療の現実に合わない歯科保険制度

現在起きている歯科医療荒廃の理由は3つに集約されるが、最大の元凶は保険制度だ。日本は健康保険に加入すれば1割から3割の治療費負担で、全国どこでも均一の医療が受けられるという、世界に誇る素晴らしい国だ。

しかし皮肉なことに、この素晴らしい保険制度が歯医者の心を荒廃させている、と言ったら

言い過ぎだろうか。

日本の歯科保険制度は、きちんとした治療をすればするほど歯医者の儲けが減っていく、というおかしな仕組みで、良心的な歯医者はジレンマに苦しんでいる。

しかも、治療によっては初めから赤字というケースもあって、とてもじゃないがまじめにやっていられないというわけである。いまの歯科保険制度には構造的な欠陥があり、劣化したひどい歯医者は日本の歯科保険制度が生んだ鬼っ子と言ってもいい。

これは歯医者にとっても患者にとっても不幸なことで、吹けば飛ぶような、元不良の小さな町歯科医の私でさえ怒りを覚えてしまう。


歯も体の大事な一器官であり、歯の噛み合わせが病の原因にもなる。なのに、医療に比べて低い保険治療費に設定されているのは不幸なことである。厚労省の役人は「歯じゃ死なないさ」と、高をくくっているのだろうか。

しかし、だからと言って、私は歯医者の良心を忘れ、儲け第一の手抜き治療をするトンデモ歯医者を弁護する気にはならない。なぜなら、診療所維持に苦しみながら、少しでもいい治療を心掛ける隠れた名医がたくさんいるからだし、いると信じたい。

医療よりも儲け重視のトンデモ歯医者たち

心臓が止まりそうなキーンという音に耐えながら、歯の痛みから逃れるために診療椅子の上で口を開けつづける。患者は悪い歯を治して幸せになりたい。それに対して一部の歯医者はたくさんの患者を診て笑いが止まらないほど稼ぎたい。言ってみれば患者と医者の戦いだ。

だが、この戦いで圧倒的に有利なのは情報と真実を握っている歯医者である。金のために良心を捨ててしまったドクターの前では、患者は無知で無力な子羊に過ぎない。誤解を恐れずに言えば、診療椅子の上に乗って口を開けた患者はまな板の上の鯉であり、どう料理するかは歯医者の胸三寸。煮て喰おうが焼いて喰おうが思うがままだ。

「この歯は破折《はせつ》しています。抜いてインプラントにしましょう。かんたんですから」と、レントゲン写真を見せながら言われれば、歯のことなど知らない患者は信じるしかない。

患者からすれば、「変なことを医師に聞いて彼の機嫌を損ねたら、何をされるかわからない」という恐怖感があり、無意識のうちに歯医者に従属している。本当はお客様なのに、心理的にも物理的にも圧倒的に医師が有利だ。

昔から多くの日本人は医療信仰が強く、医療を疑わない無邪気な子どもといった感が強い。最近話題になっているがん治療しかり、歯科治療も同じである。

個人的なことで恐縮だが、私の父は東大医学部で学んだ、膀胱がんをはじめとする泌尿器科の優秀な臨床医だったので、小さいころから医学界や医療についてさんざん聞かされてきた。だから私は医療を妄信してはいないし、ドクターを頭から信用してもいない。しかし、医療は人間の英知良心だから希望を持っている。でなければ、ここまでやってこれなかっただろう。医療には人を救う喜びがある。

だが悲しいことに、いま、急速にきちんとした歯医者が減っていて、歯科医院に行って不幸になる患者が増えているのが真実である。「きちんとした」という定義はさまざまだが、ひと言で言えば、歯医者としてのベストを尽くすことである。

私は歯学部6年だけの勉強では物足りなくて、さらに4年間大学院で歯根保存学を学んだ。だから、私の歯医者としての終生のテーマは「いかに歯を残すか」であり、歯の保存に関しては誰にも負けない情熱と自負がある。

歯は髪や爪とは違い、抜いたら二度と生えてこない。医学的に言えば自己治癒能力がない組織。料理中に包丁で指を切ってもやがて傷はふさがるが、歯は削ったり抜いたりしたらそれで終わりだ。だからこそ、誰でも自分の歯を抜くことに慎重になってほしい。

いまでも、日本では一部の土地で、赤ん坊に乳歯という初めての歯が生えてくると、「お喰い初め」と言って、歯が生えたお祝いが行われているという。人は食べることによって生きている。歯は食べ物を嚙み砕き胃に送る、生きるための大切な器官である。

しかし現実にはここ数年来、歯科業界では利益追求至上主義の目をそむけたくなるような治療が行われていて、金の亡者のような歯医者に治療されて不幸になる患者が増えている。

ハッキリ言えば、実際には歯の寿命を縮めている歯医者が多いのだから、医者よりも医療精神の希薄な歯医者はよけい疑うことだ。

悲しいことだが、仁術歯医者より算術歯医者の方が多いと知っていれば、知らぬ間に歯を抜かれることもなくなるだろう。

志と現実の間で苦しむ若い後輩歯科医

私の大学の後輩で、神奈川県内で中堅クリニックに勤める男性歯科医S君（32歳）は、昨年夏、3年間勤めていた歯科クリニックを辞めた。もうウツになる寸前だった。

いまは1日2万円、週4日のアルバイト歯医者で何とか食べている。奥さんが外資系銀行に勤めていて、いい給料をもらっているのが救いだ。

彼はこの3年間、「なぜ、患者の歯を削らなかったんだ」「なぜ抜かなかったんだ」と院長から怒られつづける日々だった。しかし彼は、学校で「歯医者の誇りはかんたんに歯を抜かずに、残すことだ」と教えられてそれを守ってきたし、患者にもそれをすすめている。

しかし、いまの矛盾した保険診療制度では、削ったり、抜いたり、かぶせたりしないと高い診療報酬を得られない。だから、院長は二人いる勤務医に厳しく金になる治療を迫る。当然のように患者の口の中よりも患者の財布を見ていて、彼にとって患者は単なる金のなる木でしかない。

さらには、S君のような勤務医には歩合給のプレッシャーが重くのしかかる。勤務医の報酬は完全歩合給と固定給＋歩合給があり、歩合給の相場は20〜25％。景気のいいころは50％もあった。S君の報酬は後者である。

腕に自信があれば完全歩合給の方が良く、バブルのころは自由診療が多かったので年に3000万円も稼ぎ、2、3年で開業資金を貯める者さえいた。だが、S君は気が弱く口下手だから、彼にとって固定給＋歩合給はとても苛酷だ。

歯科医院を開業すれば、当然のように荒稼ぎができたのは過去の話。いまや診療所の6％は赤字経営の、生き残りをかけたサバイバル時代である。

高齢化時代の到来と共に国民医療費がふくらみつづけているが、国の方針で歯科の医療費は厳しく抑えられていて、年間2兆6千億円前後で推移している。

金のなる木だった虫歯患者の数や人口自体がは減っているのに、歯科診療報酬制度は日本が貧しかった時代のままに据え置かれているから、歯医者が保険診療だけで食べていくのは厳しい。

だからここ数年、なりふりかまわずあらゆる方法で売り上げを上げようという拝金主義の歯医者が増えている背景には、日本の歯科保険制度の矛盾があると言っていいだろう。

市場規模は縮少しているのに歯医者の数は増えているのだからたまらない。その結果、患者が全額負担する自由診療に群がり、1本数十万円のインプラント治療や、健康保険の架空、水増しなどの不正請求によってクリニックを維持しているのが現実である。

なかには削らなくても済む小さな虫歯を削り、詰め物をし、そして再び削り、神経を取り、最後には歯を抜き、ついには入れ歯と、まったく問題ない歯をいじり回して長く通院させて荒稼ぎをする悪質な歯医者さえいる。

一般の人にはわからないだろうが、「この歯を抜くなんて」と、目を疑うケースが激増していることを私は憂える。「歯では死なない」という甘い考えから、医師よりも医療従事者としての責任感が低い歯医者は、モラルの代わりに金銭感覚だけが発達してしまったようだ。

腕のいい歯医者ほど儲からない

しかし救われるのは、手抜き治療や自由診療に走る歯医者が増えているなか、少数ながら、頑固に医者として本来の治療を守っている者もいることだ。歯科版「赤ひげ」である。

歯科版赤ひげとは、「歯科の治療は歯を抜かないことが基本」を信条にし、歯科治療を金儲けの道具だけと考えていない歯医者のことである。

1965年公開の東宝映画『赤ひげ』は、日本が誇る映画監督黒澤明、最後の白黒映画である。江戸時代末、江戸の貧しい人々のために全力を尽くす、三船敏郎演じる小石川養生所の医師・新出去定《にいできょじょう》と、彼の薫陶を受けて成長していく長崎帰りの青年医師・保元登《やすもとのぼる》（加山雄三）を中心にした群像劇である。

原作は山本周五郎の『赤ひげ診療譚』で、3年もの時間をかけた映画は大成功し、黒澤ヒューマニズムの頂点となった。この映画を観て医師を志した青年も多かったという。

「赤ひげ」こと新出去定を演じるにあたり、三船敏郎は白黒映画なのにのばした自分のひげを薬品で赤く染めている。その後、「赤ひげ」は良心的医師の代名詞となった。

映画のラスト、保元登はさまざまな出来事を乗り越え、名誉や金には縁遠くなっても、一生この養生所で貧しい人々のために働こう、と決意するシーンで終わっている。

この映画が素晴らしいのは、黒澤監督が赤ひげを善意だけの人でなく、幕府の高官からむしり取った法外な治療費を裏長屋の住人に与えたり、ならず者を叩きのめすような、人情味あふれる人間として描いたことだ。

しかし悲しいことに、いまや歯医者の「赤ひげ」はほんのわずかになってしまい、「ダメ歯医者八割、赤ひげ二割」というのが現実である。

そしていま、赤ひげは貧乏で儲からない。なぜならば、現行のおかしな歯科保険制度では、抜かずに残す治療の方が抜歯や削り、かぶせる治療よりも保険点数が低いのだから、丁寧な治療をする赤ひげが貧乏なのは当たり前である。

まるで厚労省は、「歯なんかどんどん抜いて患者の数をこなせよ。それで儲ければいいさ」と言っているとしか思えない。しかし、一方では「80歳で20本以上の歯を残しましょう」という「８０２０」キャンペーンを行っている矛盾。

腕の悪い歯医者は幸せである。なぜなら、手を抜きたくても抜くほどの技術を持っていないのだから、良心と効率の間で揺れ動き悩むこともない。また、技術を持っていても手抜きをして高額治療に誘導する歯医者は、清い水よりも濁った水の方が体質に合っているのだろう。

かく言う私は、16、17歳で酒とタバコに溺れて学校に行かず、日活ロマンポルノに狂い、ストリッパー一条さゆりの追っかけをやり、親に反抗した元不良だから人様のことをとやかく言える聖人君子ではないが。

若いころは時間に追われてほどほどの治療をしたこともあるし、この世はきれい事だけで渡って行けないのは百も承知である。人間が弱いことも骨身に沁みて知っている。だからこそ言いたい。呑むなら清八割、濁二割ぐらいにしておけよ、と。

「先生は私に、医者はどうあるべきかを教えてくださいました……だから、私はその道をゆきます」『赤ひげ』のラストシーン、加山雄三演じる青年医師保本登はこう言って、赤ひげのあとに従って養生所の大きな門をくぐって歩んで行く。

歯医者の得意技は、「手抜きと過剰」

得意技と言えばやはり大相撲だが、多くの力士は自分の得意技を持っていて、平幕下位力士の得意技が見事に横綱に決まって金星を上げれば、桟敷《さじき》には観客の歓喜を乗せた座布団がびゅんびゅんと宙を舞う。

だが一方、悲しいことに日本の歯医者の得意技は「手抜きと過剰」である。

「手抜き」と「過剰」の意味を広辞苑で調べてみると、「手抜き」は、——しなければならない手続・手数を省くこと——とあり、「過剰」は、——必要な、または適当な数量や程度を超えていること、多すぎること——とある。

2つはまったく正反対の意味だが、器用な日本の歯医者はこの2つをひとりで使い分け、得意技にしていて、やるべき治療をせず時間と手間をはぶきながら、一方では患者の無知につけ込んで、高額で不要な治療を押し付けている。

もっとも多いのが手間と時間がかかる歯内治療回避で、歯髄という神経を丁寧に治療しないで60％ぐらいの処置ですませる。そして、適当に樹脂を詰めて粗雑な治療で終わらせてしまう。だから、当然のように何年かするとまた悪化する。

あるいは、最初から歯内治療をやらず、「これだけ虫歯がすすんでいると残すのはむずかしいですよ。うちでは無理です。もし、どうしてもと希望されるなら、自費診療で20万円いただきます」と体よく断ったりする。

まだ少しは良心が残っているドクターならば、保険扱いで歯を残すようにはするが、それでも保険外の材料をさりげなく使って、患者の支払いを釣り上げたりする。

「モデル志望なので、出っ張っている前歯1本を他の歯と揃えてください」と言う、審美希望のお嬢さんの前歯全部をまとめて削り、「サービスで全部揃えて、白くきれいにしておきましたよ」と頼んでもいない過剰な治療をして、高額な金を請求する確信犯的ワルの歯医者もいる。

さらにはもっと上がある。「手抜きと過剰」を合体させた究極の合わせ技がインプラントだ。抜かなくてもすむ軽い歯周病の歯や、歯内治療をすれば残せる歯をがんになると脅して抜き、

図1 歯の構造

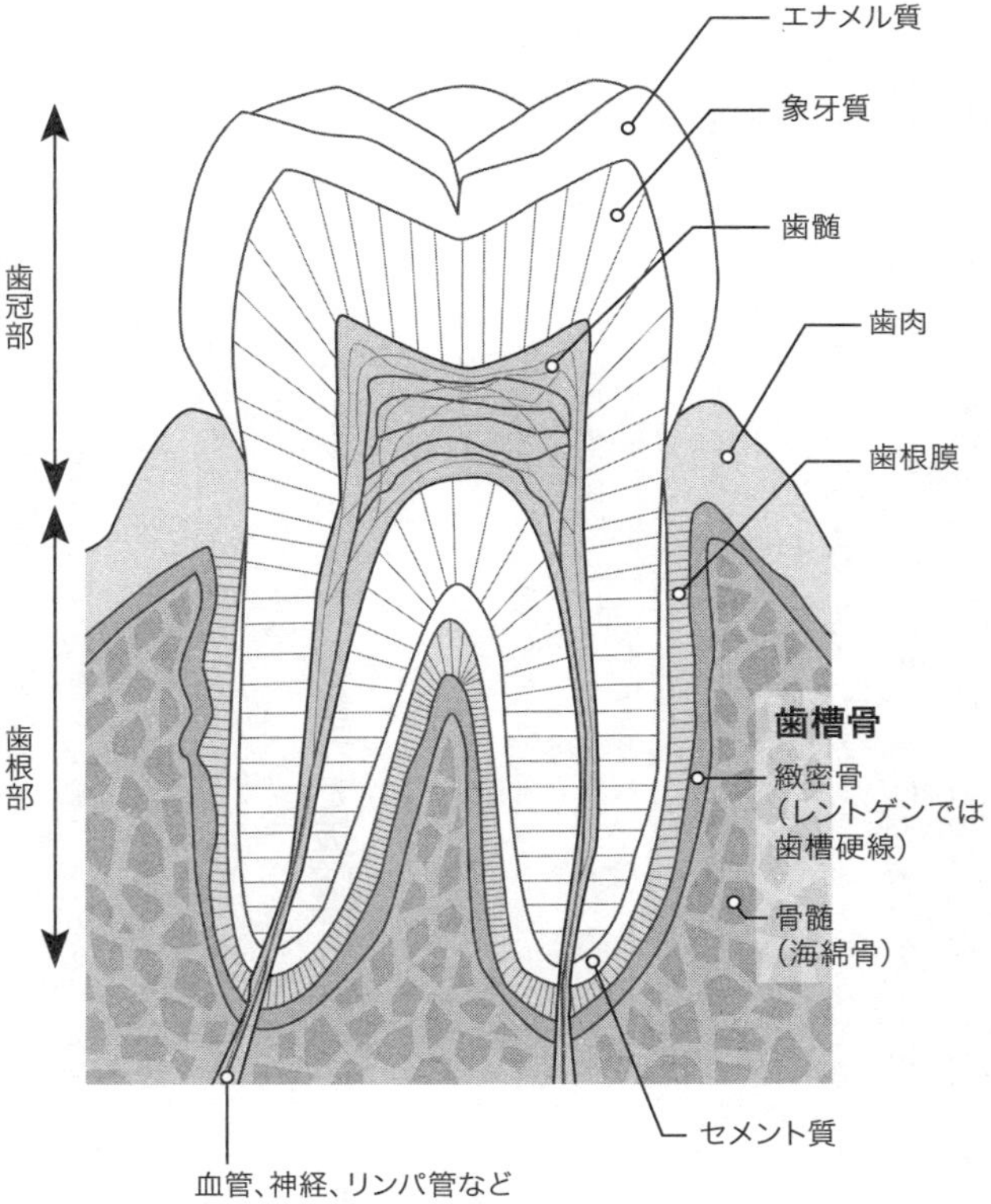
エナメル質
象牙質
歯髄
歯肉
歯根膜
歯冠部
歯根部
歯槽骨
緻密骨
(レントゲンでは
歯槽硬線)
骨髄
(海綿骨)
セメント質
血管、神経、リンパ管など

1本何十万円ものインプラント治療に誘導している。

少し挙げただけでもこのような悪質な治療が行われているが、もっと身近な具体例として、かかっていた歯医者の治療に疑問を持って私の所に駆け込んできた患者さんの話をご紹介しよう。きっと、ひどい歯科治療の現実が見えてくるはずである。

駆け込み寺診療エピソード①――ただのひび割れで抜歯されそうになった患者

先日、私のブログを見た若いOL風の女性が来院した。

彼女の話によると、頭痛がするのは噛み合わせが悪いからと思い、職場近くの立派なビルにある感じのいいクリニックで診てもらったという。

ソフトで愛想の良い40代の男性歯医者は、「レントゲン写真を診たら、小臼歯が破折（歯のひび割れ）しているのが頭痛の原因ですよ。抜いて治療し、入れ歯にしましょうね。それで頭痛はなくなりますよ」と、顔を曇らせながら心配そうに説明したそうだ。

私は驚いた。

「え、何で？　頭痛は破折のせいではないぞ。しかも、歯のなかでもっとも大事な小臼歯をこんな小さなひびを理由に抜くなんて、その先生、よほど未熟か、相当なワルだよ」

人間の歯は左右対称で、前歯が3本、その奥に小臼歯が2本、大臼歯が2本ある。つまり7

本。それが左右対称にあり、上の歯、下の歯にそれぞれ14本で、全部で28本。

そのなかでも、雑食動物である人間が野菜、繊維質のものをグイグイ噛みつぶしておいしく味わえるのは、人間だけにある小臼歯のおかげである。小臼歯がないと、顎が上下にスムーズに動かない。

ではなぜ、この歯医者がわずかな破折を理由に小臼歯を抜こうとしたのだろうか？　ここにも日本の保険診療制度の問題が潜んでいる。

歯科治療の場合、抜歯の方が抜かずに歯の内部（歯内）を治療するよりも保険点数が高いからで、大事な臼歯は260点と高点数。一方、抜かずに歯内を治療するのは時間と手間がかかり、抜歯より割に合わない。だから、当然のように歯医者は抜歯をすすめる。

私はこれに皮肉を込めて、「歯医者が良心的な治療をシナイ（歯内）」と呼ぶ。

結局私は、小臼歯に歯内治療をして破折を治し、患者には「頭痛は目の酷使か肩こりもあると思うので、内科で薬をもらって痛みを止め、その後生活状態をチェックしましょう。念のため1ヶ月後にまた来てください。くいしばりも頭痛の原因です」と伝えたのだった。

もし彼女がそのまま歯医者の言葉を信じていたら、いまごろは「一丁上がり」のカモになっていただろう。

ちなみに、ひび割れしやすく、歯の治療でもっともむずかしいのは小臼歯である。その歯医

図2 永久歯の名称

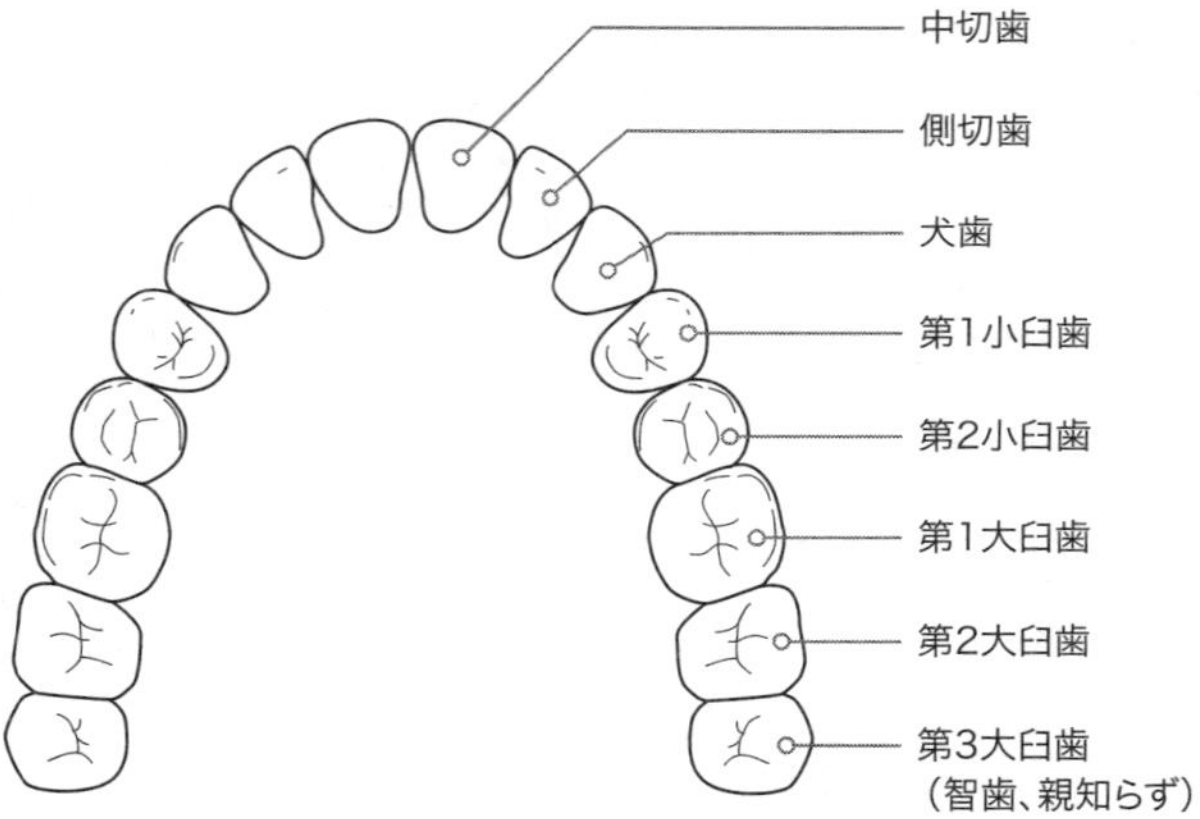

図3 日本人の永久歯の生える時期（月齢）

歯種		男		女	
		平均	最大　最小	平均	最大　最小
上顎	中切歯	89	117〜 63	86	110〜 65
	側切歯	103	138〜 82	97	128〜 74
	犬歯	131	147〜106	122	160〜 85
	第1小臼歯	113	143〜 78	112	151〜 75
	第2小臼歯	120	150〜 84	125	194〜 82
	第1大臼歯	80	112〜 61	76	150〜 57
	第2大臼歯	143	161〜119	144	200〜112
	第3大臼歯	239	264〜204	252	276〜180
下顎	中切歯	78	95〜 58	74	96〜 58
	側切歯	87	110〜 66	84	131〜 66
	犬歯	118	140〜 92	109	141〜 64
	第1小臼歯	118	150〜 81	113	173〜 64
	第2小臼歯	124	152〜 93	122	167〜 68
	第1大臼歯	76	107〜 56	72	136〜 54
	第2大臼歯	135	152〜108	133	194〜110
	第3大臼歯	236	264〜192	252	288〜180

出典：藤田恒太郎『歯の話』（岩波新書、1965）

者は治療に手間がかかるので抜歯に誘導したのである。

　このように見かけは立派な歯医者にも、故意に歯の故障を作り出すドクターがいることは珍しくないから、イメージに惑わされず注意深く観察して判断した方がいい。

駆け込み寺診療エピソード②――「歯周病が原因。抜きましょう」と言われた2人の患者

もっとひどい例もある。

　昨年、私のブログを見てはるばる北海道から訪ねてきた2人の女性がいた。彼女たちが受けた治療は、「本当に?」と驚いてしまうほど信じられない詐欺診療だった。もちろん、それぞれ別個で偶然の来院だ。患者は40代と50代の女性で札幌と札幌郊外に住み、症状と訴えが似ている。

　ひとりは、3年ほど前から3ヶ月に1回歯のクリーニングで医院へ通い、もう一人は2年前から通院。衛生士が歯のクリーニングをし、最後にドクターが歯を診て、「では、また3ヶ月後にいらっしゃい」との繰り返しだった。レントゲンは毎回撮っている。

　ところがそのうち、2人とも上の小臼歯がぐらつきはじめたのでドクターに訴えると、「歯周病の末期だから、3ヶ月後か、よければその前でも抜きましょう」と言われたそうだ。二人とも何本か治療した歯はあったが、全部自分の歯である。

私は驚き、呆れてしまった。3年間、3ヶ月に1回レントゲンも含めドクターが診たのに、歯のぐらつきが増しているのに放っておいて、そのあげく、「歯周病の末期だから抜きましょう」はありえない。何のための定期検査だったのだろう。

2人は定期的にきちんと通院しているのだから、これは詐欺診療である。同じ歯が揺れつづけているのだから、検査で見つけなければおかしい。きちんとケアしている人の歯が、歯周病だけでそんなに大きくぐらつくことは皆無である。3年後、「歯周病の末期だから抜きます」というのが歯医者の診断だろうか。

この例は本当に偶然で、2人が通っていた歯科医院は別々である。正直、むずかしい治療ではなく、2人とも歯が破折していただけで歯周病ではなかった。

こういうときはレントゲン写真を見るのが一番だ。同じ歯がぐらついてきているのだから、診察当初のレントゲン写真で履歴を診れば、ぐらつきはじめた時期がわかる。

2人の場合、歯周病ではなく歯が割れているだけだから、3ヶ月に1回のケアのときに治療すれば治っていたはずだ。それなのに、歯医者は小臼歯のひび割れを治療せず放置していたのだから、ひどい話である。歯が割れて3ヶ月、半年と放っておけばぐらつきが激しくなるのは当然である。

意図的に放置したのではなく、ぐらつきに気づかなかったというのなら力量不足である。歯の素人である患者が気づく前に見つけなければ、歯のプロとして失格だ。

ドクターは気づいていながら放置し、「いずれ歯周病を原因にして、保険治療費が高い抜歯に誘導しよう」と考えていた、と疑われても仕方がない。3年も放っておいて、いきなり「歯周病の末期だから抜きましょう」というのは、典型的なトンデモ歯医者と呼んでも言い過ぎではないだろう。

私ごとき医院にはるばる遠くから来ていただいてありがたいが、北海道から通院するのは大変なので、初診のあと、お二人には札幌の信頼できるK歯科医宛の紹介状を書留で送らせていただいた。K歯科医は私の古くからの知り合いである。

その後、無事に小臼歯の破折を治療し終えたと、お二人からとK医師からもお礼のメールをいただいた。過去、海外からもセカンド・オピニオンとして患者さんが来院したこともあるが、最近は4年前から書いているブログの影響か、甲信越、近畿、東北など遠方から見える患者が多くなり、本当に恐縮している。

もしあなたが歯周病を原因にして抜歯をすすめられた場合、「もしかしたら、歯周病は抜歯するための口実かもしれない」と、まずは疑っていただきたい。

調査によると30代で80％、60代では90％が歯周病で（昔は虫歯が多かった）、歯周病菌に感染すると歯を支える歯槽骨が破壊される。初めは歯茎《はぐき》が腫《は》れたり出血したりするが、痛みがないうちに進行してしまい、やがて歯を取り巻く組織の歯根膜、歯槽骨が溶けて破壊され、歯がぐらぐらしてくる。

だから、「もうこの歯はだめですね。歯周病なので残すのはむずかしいです」と、歯周病を抜歯の口実にする歯医者が多い。歯周病と告げられ抜歯をすすめられたときは用心深く、即答せずに、理由を説明してもらい、そのうえで他の歯医者に診てもらうことだ。

なぜならば、抜くしかないと言われた歯を立派に残している、腕が良く、良心的な歯医者もたくさんいるからである。

良い歯医者にめぐり会いたかったら、かんたんに諦めてはいけない。心ある優秀なドクターは派手な宣伝もせずに、ただ当たり前のように歯医者の務めを果たして患者を診ているものだ。雑草を抜くようにすぐ歯を抜いたりしない、患者に寄り添ってくれる心ある歯医者を見つけることである。

二章 歯医者の夜逃げがはじまった

いまも昔も、歯医者はやりたい放題

1950〜1980年代、歯医者は輝いていて、女子大生の結婚希望相手の1位は歯医者だった。収入は医者以上で、年収2000万円が当たり前。夜勤がなく、医者に比べて社会的責任が低く、医療事故で訴えられることもなかった歯医者は、「お嫁さんになりたい職業」のナンバーワンだった。歯学生は女子学生からダントツにもてた。

当然のように歯学部には志望者が殺到し、それに合わせた国策で各地に歯科大学が設立されていく。その歯医者黄金時代を支えたのが、戦後日本人に多かった虫歯である。

中高年の方なら記憶に懐かしいだろうが、90年代以前の小学校では歯の検診が行われていた（現在は形式を変えている）。なぜならば、それは当時非常に虫歯が多かったからである。日本人総虫歯時代、と言ってもいいだろう。ところが歯医者の数が少なかったため、歯科医院には長い行列ができ、1時間待ちが当たり前だった。

1958年に国民皆保険制度がはじまると、わずかな歯の痛みでも患者が歯医者に殺到して、最盛期にはひとりの医者が1日60〜80人の患者を診たというから驚きだ。

その結果、忙しくて昼食もゆっくり摂れない歯医者は、当然のように手を抜く治療に走った。

特に45～74年ごろの歯医者はやりたい放題で、小さな虫歯でも削ってセメントを詰めるか、抜歯するかの二通りの治療しか行わなかったという。

需要と供給の関係である。待合室に患者があふれているのだから、歯を残すという面倒な治療をやっている時間はない。おまけに、**当時はいまのような高度な保存技術もなく、削るか抜くかしかできない歯医者がほとんど**だった。

そのころ歯周病はまだ歯槽膿漏《しそうのうろう》と呼ばれていて、虫歯ほど患者の数は多くなかった。当時は虫歯治療が中心で、歯医者は削る、抜くだけで夢のような大金を稼げたのだ。

「その日の診療が終わると、受付の下に置いてある蜜柑箱に札束が山のようにあふれていて、無造作につかみ出して金を数えたものさ。それに、あのころは領収書を出さなくてよかったから最高だったよ」

これは、都内で親の医院を継いだある歯医者が、年老いた父親から聞いた話だ。

戦後、日本人総虫歯なのに歯医者が少なかった時代、東京の銀座は成金歯医者であふれ返り、まだ若い歯医者まで当時高嶺の花だった洋酒をがぶ飲みしていた。愛人の一人や二人持つのは当たり前で、分厚い財布を背広のポケットにねじ込んだ歯医者たちが、札束をちらつかせながら夜ごとホステスを口説いていた夢のような時代である。

戦後の医学・歯学界のデタラメぶりをズバリ表現した、面白いエピソードがある。

米国占領下の敗戦直後、日本の医療や歯科医療の様子を調べに訪れた米国の専門家が、「日本の医者は薬を売り、歯医者は金《きん》を売っている」と語っている。

医者が薬の差益（健康保険で払われる薬価と実際の仕入れ値との差額）で稼ぎ、患者を薬づけにして儲けていたことは周知の事実である。一方、歯医者の方は、金持ちには高価な金の入れ歯を、貧乏人には銀歯をすすめてガッポリ稼いでいた。

この金歯が調査団の米国人には異様に見えたらしい。ピカピカ光る金の前歯は悪趣味と言われ、日本人の知能レベルと教養を疑った。現在はプラスチック、セラミック、人工ダイヤモンドなどが中心で金歯は見かけないが、当時は当たり前だった。

しかし業界の本質はいまでも変わらない。医者は相変わらず薬の多剤投与で稼いでいるし、歯医者は金の代わりにチタンを売っている。ちなみに、インプラントはチタン製だ。

薬について言えば、世界の人口の2％にも満たない日本人が世界の抗がん剤使用量の25％を使っている異常さだし、軽い風邪で何種類もの薬を出す医者もいる。

出だしから脱線して恐縮だが、薬づけということでは同じなので、少し精神科医のことを書かせていただきたい。「歯とは関係ないよ」という方は、読まずに飛ばしていただいてかまわない。

かつて私は勤務医時代、あまりの忙しさから軽いノイローゼになり、精神科医に診てもらったときの、彼等の主観的でいい加減な診断を知り、疑問に感じたことがある。1軒目の精神科クリニックでは5種類もの薬を出されて、これを飲んだら薬づけにされると思い捨ててしまった経験がある。

現在も精神科の医師の多くが、患者が私のように軽いノイローゼなのに何種類もの薬を飲ませて薬物依存症に仕立て、長く通院させて儲けつづけている。驚くのは、「1日当たり8種類16錠」もの薬を多剤大量投与している医院もあることだ。現在、世界的には1種類の単剤投与が基本なのを知らないのだろうか。

1999年からは行政と製薬会社が手を組んで、「うつは心の風邪」「お父さん眠れてる？」という啓発キャンペーンを行って大量のうつ患者を作り出した。

うつ病の大部分を占める気分障害患者は99年に約44万人だったのが、08年には100万人を突破している。抗うつ薬の売り上げも急増し、98年の137億円が06年には875億円にもなっている。

最近増えていると言われる「新型うつ病」「現代型うつ病」は、製薬会社が患者を増やし薬で儲けるため、キャンペーンで作り出した新しい概念だということをご存知だろうか。

2011年、NHKの『クローズアップ現代』が「現代型うつが増えている」と、製薬会社のキャンペーンには触れず、社会現象として解説していたのには驚いてしまった。

そしてまた最近、「神経障害性疼痛」という障害キャンペーンをTVコマーシャルで喧伝して、「よく効く薬があります。すぐお医者さんの所へ行きましょう」などと、さりげなく精神科へ誘導している。このままいけば、きっと遠くない日に日本人はすべてうつ病か神経障害患者にされてしまうだろう。

歯医者格差がどんどん広がってきている

世のなかは栄枯盛衰、盛者必衰《じょうしゃひっすい》。源氏に追われて滅んだ平家のように、わが世の春を謳歌していた歯医者業界は大氷河期のまっただなか。ほとんどの歯医者は生きるか死ぬかの瀬戸際である。いまや、映画『夜逃げ屋本舗』を地でいく歯医者の夜逃げも珍しくない。

一時は外国製の高級車に豪華クルーザー、ハワイにコンドミニアムを持つのが当たり前だった業界も時代が変わり、月収50万円を下回る開業医も増えている。数年前の調査では、歯科医師の5人に一人は年収300万円以下である。だが、医師の平均年収は約1500万円。その格差は歴然だ。

歯科医業界も勝ち組と負け組の二極化が進んでいる。当然、一握りの勝ち組には年収4、5

000万円以上稼ぐ超セレブもいる。彼等は2、3台の高級車を乗り回し、海外でゴルフを楽しんでいるが、負け組の昼飯はコンビニ弁当で、土曜日も働かないと家族を養えない。だが、働きたくても患者が来ない。

なぜならば少子化のうえ、歯医者に札束を運んでくれた虫歯患者がほとんど消えてしまい、少ない患者を多くのクリニックが生き残りをかけて奪い合っているからだ。

歯医者として開業するまでの費用は、私大学生の場合ざっと1億円かかる。学費3千万円(この他に多額の寄付金を取られている)、開業資金4000万円、開業後の設備更新や人件費、改装、宣伝費が3000万円というのが内訳だ。

それらの借り入れ金返済が月々数万から数十万円もあって、もう歯医者は多額の金を投資しても軽々と儲けられるおいしい業種ではない。はっきり言って斜陽産業である。ちなみに、10年前には人口減少のあおりを受けて、青森県で1年間に3人の歯医者の破産、夜逃げ、自殺者が出ている。

しかしそんな斜陽のなか、前述のような勝ち組もいる。治療よりも商売の方に関心が強く、立ち回りが上手な商売人歯医者だ。

彼等のような商売人歯医者には2種類あって、年に1億円売り上げるような医院を複数経営している医療法人経営者と、東京なら一流企業の役員や社員などが多くいる銀座・東京駅周辺や都心一等地、あるいは富裕層が多く暮らす田園調布や成城などの開業医である。

もちろん、彼等は稼げる自由診療のインプラントや審美、矯正、噛み合わせなどを売り物にしていて、有名人や芸能人などの、金に糸目をつけない人間を顧客にしている。

だが、収入格差は開業医だけではなく、勤務医にも広がっている。常勤勤務医の平均年収は約750万円だが、そのなかには年収300万円〜2000万円までが幅広く混在している。

さらに勤務医の下には、何ヶ所かの医院をかけ持ちしているアルバイト専門医がいる。彼等は広がった格差のなか、年収300万円以下で希望もなく暮らしているが、なかには日本を出て、中国や中近東の日本人経営の診療所で働く一旗組もいるという。

以前『ホームレス作家』や『ホームレス中学生』という本があったが、もしかすると、そのうち『ホームレス歯医者』という本が出版されるかもしれない。

しかし、それでもまだ土地、億ション、株、高級宝飾品などのダイレクト・メールが診療所に届くから、相変わらず世間からは歯医者は金持ちだと思われているのだろう。

石を投げれば歯医者とコンビニに当たる!

かつて日本が高度成長の時代、「東京の新宿で石を投げれば、デザイナーとカメラマンに当たる」という、その時代をうまく表現した言葉があった。

だが時は流れ、いまや「投げた石は歯医者とコンビニに当たる」という時代である。少子化が進んでいるが、逆に歯医者とコンビニは増えつづけて、コンビニの店舗数は5万、歯医者の数は2010年には10万人を突破。歯科診療所数は6万8000で、いまやコンビニよりも多い。それがここ数年来の歯医者の劣化と、儲け第一主義の歯医者が増えている背景である。

保険診療だけで十分な収入が得られる歯医者の適正数は、人口10万人当たり50人とされている。しかし、現実には80人もいて、生存競争に敗れた歯医者が1日当たり5軒のペースで廃業している。だが同時に、まだ甘い夢を求めて新規に5軒も開業する。

歯医者の余剰は全国的な問題だが、特に多いのが東京だ。適正数50人のところ120人近くもいて、ダントツの大余剰。しかし、歯医者が適正数の県は全国でひとつもない。

東京の渋谷区で23年間開業している私の周辺1キロでは、10軒以上の歯医者がしのぎを削り、猛烈な患者の取り合いだ。街には歯医者の看板があふれている。

市場規模は変わらないのに同業者だけが増え、パイの奪い合い状態。その結果、赤字経営で立ちいかない診療所が増えて、一部のセレブ歯医者を除き、その他多くの歯医者は今日もため息をつきながら患者を診ている。

しかし、バブルのころは患者をロールスロイスで送迎する東京・六本木の歯科医院が話題になった。クリニックでは美人の受付嬢がにこやかに出迎え、待っている間にはうやうやしくコーヒーを淹れてくれたものだ。床は豪華な赤じゅうたん。高級クラブでは成金歯医者が1万円札で紙飛行機を折って飛ばし、拾ったホステスにやっていたという。

私の知り合いで、長く都内で診療をつづけているK歯科医は毎日パソコンを覗く。彼はビジネス街で開業しているが、この4、5年急激に患者が減ってきた。彼は自由診療のインプラント治療もやるが、月に一、二人いれば良い方だ。

だから彼は、初診の患者が来たときはパソコンの地図情報サイト『グーグルマップ』で患者の家を住所から航空写真で検索し、場所・家の外観から患者の年収を推定する。小さなマンションだとがっかりだが、それなりの一戸建てだと気持ちが前向きになる。

なぜならば、保険診療でない、高額の自由診療を提案しても気持ちよく応じてくれるかもしれないからだ。

このような過酷な生存競争の結果、医療技術が未熟なのに売り上げ拡大を求めてインプラントに手を出したり、腕もないのに口ばかりの営業トークが達者だったりする歯医者が増えている。

手間のかかる保存治療を嫌い、保険点数が高い抜歯に誘導するダメ歯医者が激増しているのが日本の歯科業界の悲しい現実である。

本当にある『夜逃げ屋本舗』歯科医師版

私の歯科学生時代、1学年下に刺青を入れた学生がいた。ビビッて近寄らない者もいたが、なぜか私と彼は気が合ってよく一緒に酒を呑み、つるんでアブナイ場所に遊びに行ったものだ。アウトロー同士の血が呼び合ったのだろう。彼は歯学生のなかでは優秀で男気があり、卒業後は腕の良い開業医として患者から慕われている。いまでも大事な親友だ。

以下はその彼、Mから聞いた話である。

「情報通の歯科技工士の話だけど、ここんとこ、歯医者の夜逃げが増えてるらしいぜ。株やFX（為替差額で儲ける投資）で大損した奴らさ」

「マジかよ、いよいよ、この業界もヤバくなってきたな」

私も夜逃げの噂は聞いていたが、それまでは半信半疑で聞き流していたものだ。だが、彼の口から聞くに及んで、とうとうはじまったかという感じである。なぜならば、いま歯科医業界は飽和状態で、一部の商売上手な歯医者以外はどこのクリニックの経営も苦しいからだ。けっして他人事とは思えない。

6年前、リーマンショックの株の暴落で何千万円もやられて夜逃げした歯医者はいたが、それ以後、夜逃げの話はあまりなかったからショックである。

夜逃げするのは、競争が厳しい東京とその周辺で開業している歯医者に多く、ある日突然いなくなる。セラミックの仕事をもらっている歯科技工士や、歯科材料問屋の営業マンが電話しても誰も出ない。あわてて駆けつけると医院はもぬけのカラだ。

診療設備やレントゲン機器、CT、着替え用のロッカーまでが見事に一切合財なくなっている。すべての設備・備品をリサイクル業者に売り飛ばして逃げたのだ。

家賃、銀行返済金、薬代、歯科技工士などへの支払いを踏み倒しての夜逃げで、もちろん、自宅には誰もいない。金目のものを処分している場合もあり、そっくり残っていることもある。残っている場合は、売る時間もなくあわてて逃げ出したのだろう。

人の懐はわからないもので、いい場所にクリニックを構え、美人の受付や歯科助手が何人もいて、1000万円もするCTを置いてあるような派手な医院ほどアブナイものだ。彼等のような夜逃げ歯医者のほとんどは、苦しい本業の代わりにサイドビジネスで稼ごうと、株やFX、なかには競馬に手を出していて、それが失敗し首が回らなくなったパターンだ。

いずれにしろ、夜逃げして消えた彼等のその後の消息は不明だ。地方の都市で身を隠しながらアルバイト歯医者をしているか、ヤクザの企業舎弟傘下の歯科医院でひっそりと働いているという噂も聞く。きっと厳しい暮らしのなか、「金がないのは首がないのと同じ」という言葉を胸に刻んで、日々、奥歯を噛み締めて生きていることだろう。

もっと恐ろしい話もある。覚せい剤に手を出して警察に捕まるか、覚せい剤の影響で仕事ができなくなって廃業した歯医者のケースだ。

歯医者は顎《がく》関節症や不定愁訴の患者に抗うつ薬や睡眠導入剤などの使用が認められていて、クリニックには常時置いてある。仕事の疲れや男女関係、家族関係、経営上の悩み、株・FXで失敗したストレスから、思わず薬物にたよる歯医者や歯科助手が実は多い。覚せい剤の隠れ予備軍である。何しろ、いつでも手の届く場所に睡眠導入剤や抗うつ薬があるのだから。

数はわからないが、睡眠導入剤や抗うつ薬以外にも、誘惑に負け軽い気持ちで薬物に手を出してしまう若い歯医者が多いと聞く。しかし一度手を出したら泥沼で、ずるずると中毒になっていき、やがて仕事どころではなくなる。そして、いずれ麻薬売人から覚せい剤を買うようになり、従業員も辞めていき、患者も来なくなる。警察に捕まれば即日廃業である。

「朴《ぼく》（仮名）がまた捕まったらしいぞ。今度はムショ暮らしも長いな」と、例の刺青歯医者から聞いたのは暑かった去年の夏のことだ。

朴という名の在日韓国人歯医者は、業界では札付きの麻薬常習者として有名で、数年前に一度捕まり執行猶予になった。だが、彼はまた執行猶予中に二度目の使用で逮捕されて1年半刑務所に服役し、出所後再び歯医者をやっていたのだ。

「犯罪者や外国人が歯医者をやれるのか？」と驚く人もいるだろうが、医者・歯医者は、殺人と麻薬（モルヒネ、ヘロイン、阿片などケシの実から精製製造されたもの）以外の犯罪では医師・歯科医師免許は剝奪されない。外国人でも日本の国家試験に合格すれば開業できる。

だから、朴は出所後また歯科医院をつづけていた。

いずれにしろ、歯医者の業界にもダーティーな影が落ちはじめている。

ヤクザや中国人投資家がはびこる歯科業界

いま、暴力団対策法で追い詰められたヤクザが歯医者業界に入り込んでいる。表面は普通の医療法人を装っているが、立派な企業舎弟だ。彼等はヤミ（闇）の金融業界に張りめぐらせた情報網で、株やFX、ギャンブルで大損をしてヤミ金に手を出した歯医者の情報をさがしている。そして情報をつかむと歯医者を夜逃げさせ、遠い別の場所で歯科医院を開かせる。

あるいは、サラ金やヤミ金で借りた金を踏み倒して夜逃げした歯医者を追いかけ、捕まえることもある。どちらのケースでも、夜逃げした歯医者は倒れるまで低賃金で酷使される。もちろん歯医者の免許証も取り上げられてしまう。

夜逃げした歯科医院を居抜きのまま押さえ、生活が苦しいアルバイト医を使って新しいクリニックを開かせることもある。噂によると、長くつき合っていた歯医者の夜逃げを手伝って、ヤクザに監禁された歯科技工士もいるという。

夜逃げでなくても、経営が苦しく廃業しそうな歯医者の情報をつかむと、権利と設備を居抜きで譲り受け、夜逃げ歯医者やアルバイト医を使って新たにクリニックを開く。ときには比較的、保険点数の高い訪問歯科診療専門医として働かせる。これは歯科の往診、在宅と呼ばれるもので、高齢者や身障者、寝たきり老人に喜ばれているが、最近は法律の規制も厳しくなっている。この訪問診療を行って苦しい生活費の足しにしている、まじめな歯医者も増えているそうだ。

いずれにしろ、さまざまな方法によって、ヤクザの企業舎弟が経営する医療法人が歯科業界に進出しているが、表向きは立派な歯科クリニックだから一般人にはわからない。

つぶれそうな歯医者の情報を企業舎弟に売っているブローカーもいるし、多くの医院に出入りする歯科材料問屋の営業マンや歯科技工士が、経営が苦しい歯医者の情報をアルバイト感覚で企業舎弟に流しているとも聞く。

さらには、ヤクザが激安の中国製粗悪インプラントを密輸しているという。多過ぎる歯医者が減らない限り、ヤクザにとってこの業界はおいしい稼ぎ場だろう。

そしてもうひとつ悪い噂がある。中国人による歯医者買収と開業である。ここ数年、中国人投資家や中国ファンドによる日本への投資が話題になっているが、最近、東京では中国人が経営する歯科医院が増えているのだ。

中国人オーナーは、東京なら田園調布、成城などの高級住宅街に住み、日本人歯科医を雇って次々と都内にいくつものクリニックを開いている。彼等には歯科医師免許がないから、医院の名義はすべてスカウトした日本人歯科医名で、オーナーの名は表には出てこない。

彼等がどのような形で医院から利益を得ているのかは不明である。役員として報酬を得ているのか、クリニックを貸与しているのかはわからない。原則として自由診療の患者しか診ず、都内のいい場所にクリニックを新設しているという。

生活レベルを落とせない歯医者たち

いま、ほとんどの歯医者は本当に苦しい。不安なくやっているのはほんのわずかで、多くの歯医者は夜ごとの夢の中で医療機器のローンや銀行返済金にうなされている。かく言う私も毎月の返済がある。

残念ながら、歯医者は材料費をはじめあらゆるものを高く買わされている。関連用品・材料の単価が高いのである。歯医者が使う用具・用品の数は２００点以上もあり、典型的な少量多品種の業界だ。当然、メーカーはわずかな数量を注文する街の個人クリニックには売ってくれない。毎日多くの患者が来院する歯科大学病院ならメーカーの営業マンも日参するが、わずかな注文しかしない零細個人歯医者は見向きもされない。

そこで、個人クリニック向けにすべての用品を揃えた歯医者専門の問屋があり、少量でも届けてくれるが単価が高くなる。なので、近ごろは歯科用品専門の通販で買う歯医者も多い。なぜならば、こちらの方が安いし、嫌がらず一品でも送ってくれるからだ。

歯医者のまわりには歯科用材料業者や、歯科技工士、診療椅子のユニット、レントゲン、コンピューターなどの機器を扱う関連業者がいるが、医療用材料などは人体に関するものということで単価が高いのである。

診療報酬などのデータが入力されている歯医者専用の機械、レセプト・コンピューターは1台200万円前後だが、これを10年ごとに買い替える。ハードは30万円もしないが、ソフト代が含まれていて高額の経費がかかり、普通の歯医者の収入では相当苦しい出費だ。家電の買い替えとは金額の桁が違う。

そして自虐的に言えば、歯医者は彼等業者からなめられている。医者より一段低く見られていて、「この程度で歯医者になれたんだ」「歯医者にはこんなに程度の低い奴がいるんだ」と思われている。

いずれにしろ、このままいけば遠からず歯医者の倒産、廃業、自殺が日々新聞を賑わす日がやってくるだろう。だが、私から言えば歯医者の苦しさは自業自得である。

古代から環境の変化に適応できない多くの生物が滅んできた。歯医者も同じだ。

顧客が減っているのに歯医者の数は昔と変わらず、保険点数も上がらない。苦しいのは当り前である。大氷河期がはじまっているのに、相変わらず、暖かい太陽の光があふれていた良き時代のままの感覚で暮らしているのだから当然だ。

プライドを捨てられない歯医者は排除されていく。「先生」と呼ばれる甘い夢のような時代は終わったのだから、意識を変えられないものは滅んでいくしかない。

会費1万5000円もするホテルでの忘年会。一流デパートでの買い物。3ナンバーの高級外車。正月はハワイ。奥さんや娘のファッションは高級ブランド品。月に1回は観劇と食事といった虚栄の暮らしに幕を引き、医者と家族がおかしなエリート意識を捨てて、「自分たちは普通の中流生活者だ」と自覚することだ。夢のような歯医者バブルの時代は去ったのだから、「俺は地味な歯の職人だ」と自覚した者だけが生き残れる。

虚栄心が歩いているような贅沢な生活をしている歯医者ほど、儲けようと患者の口の中をいじり回しているものだ。まずは患者の口の中をいじり回すのをやめ、自分の生活も患者の口もシンプルにした方がいい。

三章　歯学部は吹きだまり

「鶴岡八幡宮」が読めなかった歯学生

できれば、私としてはこの章は書きたくなかった。

だが、歯医者の劣化を語るには避けて通れない問題なので、歯科業界から「裏切り者！ユダ！」と袋叩きにあうのを承知のうえで腹をくくり、あえて筆を取った。だから、皆さんも覚悟して読んでほしい。そして、この章を読み終わったらすぐ忘れてほしい。でないと、明日から歯医者に会うのにもの凄い勇気がいるからだ。

一章で、いまの歯医者の堕落は、①虫歯患者の減少と歯科医療市場の縮小、②歯医者の過当競争、③低い保険歯科医療費、が原因だと述べた。しかし、歯科業界はそれ以上の根源的な問題を抱えていて、それは歯医者になる学生たちの頭脳と、医療従事者に向いていない資質にある。

正直に言えば、医療従事者であるこの仕事には就けないような、低い知能レベルの人間が歯医者になっていることだ。確かに、歯の治療では滅多に死なない。だが歯医者も医者の片割れであり、まったくの不適格者が医療に従事してはならないと思う。

ところが、この不条理が堂々とまかり通っているのが歯医者の世界で、ヤブと呼ばれるぐらいは愛嬌だが、アルファベットで北海道や神奈川県とろくに書けないような人間が診療しているとなると、これはもう悲劇を通り越して質《たち》の悪い三流喜劇だ。

両親の願いを裏切って詩人を志し東大文学部に2回落ちた私が、父の「しゃうがネエ、ハイスャでもなれや」という命令で、文学を諦めて神奈川歯科大学に入ったのは1974年。振り返ってみれば日本が高度成長驀進中のころである。

その後、歯医者不足解消のため国の政策で全国に27もの歯科大や歯学部が作られ、歯医者がぞくぞくと社会に送り出されていく時代が訪れる。

私が入学した翌年には、私立歯科大学の莫大な寄付金がマスコミで報道されて大学は大揺れ、寄付金制度が廃止された時期である。某私立歯科大学はあわてたのか、発表されている定員は150名なのに、その年の1年生は200名弱もいたという。

きっと、これが最後っ屁で、大学は尻をまくって定員オーバー承知で学生、いや、寄付金をかき集めたのだろう。

だから当然のように、メタン、エタン、プロパンの違いも、$x=\frac{-b\pm\sqrt{b^2-4ac}}{2a}$も、酒が酢になる化学式も、$E=mc^2$も……およそ、歯科大を受験しようというなら当然知っていなければならないことをまったく知らない学生がたくさんいた。

もっとひどい話がある。

大学1年のとき、クラスメート4人で鎌倉へ遊びに行ったら、鶴岡八幡宮の名が読めず、「つるおか、やはたみや」と言った同級生がいたのには腰が抜けた。もちろん源頼朝も読めなかった。ミシン・メーカー「蛇の目ミシン」を「へびのめミシン」と読んだ者さえいる。とにかく、びっくりするぐらい教養がなく、無知だった。冗談に『走れメロス』は夏目漱石の作品だよ」と言ったら本気にしたりで、「おいおい、それで高校出ているのかよ」と言いたくなるぐらいの教養のなさだった。

「何で日比谷（日比谷高校）からここへ来たの？　日比谷から来たヤツは初めてだって教授が言ってたらしいよ」と言われたこともある。漢字が読めないのはざらで、基礎医学に出てくる「静脈《じょうみゃく》」を、「サイトウ、これ、せいみゃくか？」と言った同期もいた。そして当然のように、そのほとんどが莫大な寄付金の力で入学できた歯医者か医者の子弟だった。

医者になれなかった者が歯医者になる

正直言って、歯医者はコンプレックスの塊である。

医者の子どものうちデキの良い子は医者になり、デキの悪い子が歯医者になるのは医者業界の常識だ。3人兄弟で一人だけ歯医者になった者は、生涯二人に頭が上がらない。だから歯医者はどんなに胸を張っていようと、彼等は医者への憧れと嫉妬で燃えている。外車を乗り回すような歯医者の派手な生活は、コンプレックスの裏返しである。

当然のように、日本歯科医師会は日本医師会に頭が上がらない。

親が裕福な開業医師の子は、偏差値が高ければ公立か有名私立の医学部にすすみ、自分の名前をやっとローマ字で書けるようなデキの悪い者は、5000万円から1億円ものびっくりするような寄付金を積んで、最低レベルの私立医学部にもぐり込む。しかし、それも叶わなければさらに偏差値がもっと低い歯学部をめざす。

同じように、開業歯科医も子どもにあとを継がせたいと願う。時代は変わって業界は大氷河期なのに、歯医者は儲かるという良き時代のすり込みがあるから、まだ甘い夢を捨てきれず子どもを歯医者にしようとする。

そして、贅沢三昧《ぜいたくざんまい》に育てられたひ弱な子は、当然のように親と同じ歯医者になろうとする。最近は4代目の学生もいると聞く。だから歯学部学生の7割は医者と歯医者の子弟だ。

歯学部学生の中には歯科技工士の子どもも多くいる。歯科技工士は歯科業界の最底辺に属し、いつも歯医者に馬鹿にされながら安くこき使われているから、せめて子どもは歯医者にしたいと願う。

いずれにしろ、歯学部には医学部に入れなかった挫折者が集まっていた。彼等は医学部に入りたくて、高校のころから専門の予備校に通っていたが、受験に失敗したり偏差値が足りなかったりで、仕方なく歯学部に転がり込む。

考えてみれば、小学生のころから医者に憧れて、「お医者さんになって病気を治し、たくさんの人を救うんだ」と夢見る子どもはいても、「大きくなったら歯医者になって、みんなの虫歯を治すんだ」と言う子はいない。

昔は、「歯医者は往診がないから楽だ」「夜勤がない」「歯医者は患者が死んで恨まれることがない」「歯医者はスマートな仕事で儲かる」などと囃《はや》されて、結婚相手の上位だった夢のような時代もあったが、いまは違う。

そもそも歯学部を受験するのは、医者や歯医者の親に、「医学部を落ちたら歯学部に行け。間違ってもサラリーマンになんかなるんじゃないぞ！」と言われつづけて、「じゃあ、歯学部でもいいか」という気持ちになった者ばかりだ。だから残念ながら、私は在学中に自分の意志で歯医者をめざした学生に出会ったことはない。

いつの時代も親はデキの悪い子ほど可愛く、歯学部は親馬鹿、子馬鹿の吹きだまりだ。

「縁故枠入学」という、猫でもOKの裏道

そもそも、私立の歯学部には大学生のレベルではない人間が多数入学しているのが現実で、最近は昔よりさらにひどくなっている。

歯医者仲間から聞いた話では、大阪で開業している某歯医者の息子は、縁故枠でやっと最低レベルの私立A歯科大にもぐり込んだが、「鎌倉」も「北海道」もローマ字で書けなかった。しかも、「う」と「ん」の区別がつかず、「うどん」と書かせると「んどう」と書いてしまう。2年留年して何とかかんとか卒業し、死ぬような思いで国家試験に受かったが、関係者の間では「国家試験に受かったのは世紀の奇跡」と言われているらしい。彼は現在、親の援助を受けて大阪で立派なクリニックを開業している。

もしあなたが彼に診てもらっているとしたら、「運が悪かった」と笑ってすませられるだろうか。今日も彼が愛想良く、「いらっしゃ〜い、どうしたんヤァ？」と患者を診ていると思うと、これはもう、恐ろしさを通りこして笑ってしまう。

それでも私たちの時代、歯学部の入試倍率は3、4倍ぐらいだったし、入試に落ちた者は浪人しても、勉強して入った学生も多かった。もちろん、その時代でも実力で入れない金持ちの子どもには「金の力」というありがたい裏道も用意されていた。

ところが、いまや少子化のうえ歯医者は儲からないという歯医者離れがすすみ、志願者が減って受験生全員が入れる時代。目と口と耳と手がついていて歩ければ、馬鹿でも入学できる。

ただし高額の寄付金・入学金・授業料を払えればの話だが。

知人の歯医者の息子が私立歯科大学に願書を出したところ、別の2校もの私立歯科大がうちも受けてくれと、菓子折りを持って勧誘に来たという。自校の利点を説明して帰って行った。私たちの時代はツテを頼り、受験前に学校理事などに菓子折りを持って挨拶に行ったものだから驚いてしまう。いまや金のなる木の受験生は引っ張りだこだ。

最近、私立歯科大学は「縁故枠」というのを設け、紹介・推薦・親が同校の卒業生・兄弟が卒業・在学中……など、とにかく縁なら何でもOKと体裁をかなぐり捨てて学生集めに狂奔し、学生数を維持しているという。思わず、本当にそれで「エンか?」と聞きたくなってしまう。

では、なぜそれほど学生集めに狂奔するかと言うと、大学は学生の支払う入学金・授業料と、学生の数によって文部科学省からもらう補助金で成り立っているからである。学生が規定数を下回れば補助金をカットされ、学校はつぶれてしまう。だからこんなにも必死になっているわけだ。

18歳でポルシェに乗っていたアホ歯学生

ふり返ってみれば、私の学生時代は同級生の多くが歯医者、医者の子弟で、金持ちのボンボンやお嬢様ばかりだった。それはいまでも同じだろうが。

彼等、裕福な親を持つ地方の学生は、親から東京や横浜に立派なマンションを借りてもらい、豪華なワンルームで暮らしていた。私もときどき遊びに行ったことがある。

たとえば、長崎市内の有名な歯医者の息子は親から毎月部屋代10万円、生活費20万円以上を送金してもらっていた。いまから40年前の話である。だから、貧しい歯科技工士やサラリーマンを親に持つ学生は、羽振りの良い彼におごってもらうためゾロゾロと従う取り巻きになっていた。

地方の出身者には地元のヤクザと知り合っている者が多く、何かあるとそれを吹聴して、友達をハッタリと金で脅していたものだ。多分、親が地元では金のある名士の医者や歯医者なので、何かとヤクザが息子のご機嫌をとっていたのだろう。

千葉で大きな病院を経営する医者の息子は、親に買ってもらった当時1000万円はするポルシェ911に乗っていて、やたらと女子学生にモテた。もちろん、いつも隣にはお嬢様学校の聖心かフェリス（横浜山の手のミッション系お嬢さん学校・フェリス女学院）の女子学生を乗せていたものである。

昔、ハナ肇主演、山田洋次監督の『馬鹿が戦車《タンク》でやって来る』というペーソスあふれるいい映画があったが、歯学部には馬鹿がポルシェで通って来ていた。

さすがに、いまではこのような超成金学生は減っているようだが、良い部屋を借りたり、高級車で通学している学生はざらにいる。

ひとつ強烈な記憶がある。

大学1年のとき、たまたま降りた東京の品川駅構内で、同級生が靴磨きのオバサンに平然と靴を磨かせていた。彼も医者の息子だったが都立や有名私立高校に入れず、やむなく私立T高校に入り、しかも3年留年したという超ドラ息子だった。当然ながら、T高校も神奈川歯科大も金とコネで入ったのだろう。

彼は、貧乏人は国立へ行けとうそぶき、貧乏人と在日韓国人を馬鹿にしていて、強きに弱く、弱きに強い、信じられないような落ちこぼれだった。

私は6年間、銀のスプーンをくわえて生まれてきたアホ学生に囲まれていた。親が決めた人生コースのせいか、自分の意志で選んだ道でないせいか、当然のようにほとんどの歯学生は勉強しなかった。雀荘が学校だと考えていた文学部の学生よりは勉強した者もいたが、医学生に比べたら雲泥の差である。

特に「基礎医学」「病理」「薬理」「生化学」「発生」「細菌」などの講義は人気がなく、もう眠くて仕方がない学生ばかり。顕微鏡を覗きながら眠っていた女学生には思わず笑ってしまった。連日連夜の夜遊びで疲れていたのかもしれない。

だいたいが医学部に落ちた、親に決められた、儲かる、医師に比べたら楽、というような不純な気持ちで入学したヤル気のない学生ばかりだから、基礎医学のような陰気な講義は聴きたくもない。出席率があるから仕方なく出ているだけだった。

もうひとり、とんでもない学生がいた。

その学生Yは、開業医の親からドイツ製ベンツの新車を買ってもらったその日に事故を起こした。助手席にいた短大生は即死。自分は運良く2週間の入院ですんだが、車は大破した。ベンツは当時400万円ぐらいだったそうだが、買ったばかりで保険に入っていなかった。亡くなった女性には親が1000万円を払い示談にしたという。

ところが退院した2週間後、学校の近くで車に乗ったYにばったり会うと、

「サイトウ、今度は保険入ったよ。これからフェリスへナンパしに行くんだ。超マブイ子狙ってんだ」

と叫びながら、彼はベンツの新車を運転して走り去って行った。信じられないことに、親がまたベンツを買って与えたのだ。こうなるともう言葉を失ってしまう。

いま、Yは東京で歯科医院をやっていると聞く。休日には相変わらずベンツの助手席にホステスを乗せて、ゴルフ場に出かけているらしい。

しかし、いままで出てきたような学生は私立三流校の歯学部にはざらにいた。だから、この程度で驚いていたら歯医者には行けなくなってしまう。

進級できない落第生と、卒業できない留年生が増えている

いま、歯科大学を揺さぶる問題が起きている。

歯医者過剰が社会問題になっている一方、キャンパスは進級試験に受からない留年者と、歯科医師国家試験に落ちた学生であふれているのだ。皮肉なことに、必死に学生を集めた学校関係者は、今度はいかに学生を送り出すかという問題に頭を抱えている。

かつて私が歯学を勉強した1965年ごろは、進級できずに留年する学生が1学年に2、3人はいた。だが、現在は倍になっていると聞く。落第だけでなく、国家試験合格が絶望的なので卒業せずに留年する学生が増えているからだ。

普通の大学と異なり、医学・歯学などの医科大学は6年間学ぶ。命に携わるということで実習のために2年長くなっているのだ。

歯学部の進級試験は3回行われていて、まず本試験。これに落ちると再試験、最後のチャンスである最終進級試験。遊んでいて勉強しなかった学生もたいてい3回目には受かるが、なかには遊び過ぎたり、最初から学力の足りない者はこの3回目も落ちてしまう。2回、3回と受

けた学生の話によると、救済のためか、本試験より問題が気持ちやさしくなっているという。

私の時代、ほとんどの学生は悪くても3回目でパスしていたが、成金アホ学生は本試験も追試も金の力とコネで何とかなると思っていて、恐ろしいことに実際何とかなっていた。

しかし、最近は学力が足りず初めから授業についていけない学生が多く、当然のように毎年落第留年者が大量発生している。

2009年度文部科学省発表の資料によると、留年者が多いワースト3は松本歯科大学25・0%、朝日大学17・1%、日本歯科大学（新潟）15・3%で、全大学平均8・4%を上回っている。名は出せないが、ひどい大学になると学生の50%は落第して、6年で卒業するところ、倍の最長12年生もいるというから驚いてしまう。

留年が私大平均8・4%というのは、医学部の留年などに比べると異常に多い。これだけ多いのは、やはり本来なら、大学に進学できないようなレベルの者が入学しているからだと考えざるを得ない。

私たちの時代、歯科大学の数は16校で、27校のいまほどは多くなく、それなりの競争率があったから極端に偏差値の低い者は入学できなかった。もちろん前に述べたように、北海道をローマ字で書けないような者が金の力で裏口入学はしていたが。

だが、いまは募集より応募が下回り、私大歯学部の多くが受験者全員が入学できる時代。箸にも棒にもかからないような者もいるのだから、留年が増えているのは当然である。

ついに生き残りをかけた私大の大安売りがはじまった

歯医者は儲からないという認識が広がるなか、歯学部の受験生は激減している。

受験生の多くが国公立大学や、私立でも入試偏差値上位の東京歯科大学、日本歯科大学などに集まり、偏差値下位の私大は競争率1倍台。定員割れで受験生全員が入れる私学がほとんどだ。歯医者過剰が社会問題化するなか、ここ数年、国は歯学部の定員削減を指導してきた。

まず入り口を絞る作戦で、同時に国家試験を厳しくして出口も絞りはじめている。しかし、国公立大学に比べて国からもらえる補助金が少ない私大は、学生の数が減ることは死活問題である。補助金を当てにして大学運営をしている私大が多いからだ。

そんなわけで、大学は国の定員削減を守り歯医者過剰を抑えるために、歯医者の子どもを優先的に入学させている。親が歯医者なら、親が引退すれば歯医者の数は同じなので、差し引きゼロ。競争が激しくならずにすむというわけである。

大学関係者から聞くと、そのとばっちりを受けて、入試成績が良くても馬鹿な歯医者の子を入れるために落とされる一般受験生もいるという。

昭和50年代、私たちのころは1学年180人前後だったが、いま、国は70人と指導している。

だが、国の指導によって定員数を減らしているのに、なお募集枠が埋まらない私大も多い。歯医者離れと少子化のダブルパンチのせいである。

２０１３年４月、神奈川歯科大学には新入生58人が入学した。しかしよく目を凝らすと、新入生の実に37％、21人が外国人である。内訳は台湾12人、韓国９人。奥羽大学や松本歯科大学、岩手医科大学なども同じである。どこも、外国人留学生によって何とか定員枠を埋めて、経営を維持しようともがいている。

このように、私立は経営維持のために必死に外国人留学生を集めているが、文部科学省はこれに難色を示している。外国人留学生は卒業後自国で歯医者になるので、税金を投入して他国のために歯医者を養成するのはおかしいという。

こうして、外国人留学生を受け入れてもなお定員割れに苦しむ私大のなかには、学生集めのため極端な学費値下げに打って出るところもある。

たとえば、松本歯科大学は私大歯学部でもっとも高額とされた6千万円近い学費を、私大で一番安い１８６８万円まで下げて、「昔、高額な寄付金・学費を取って儲けたんだから罪滅ぼしさ」と陰口を叩かれている。もうこうなると、かつては高嶺の花だったバナナと同じだ。いまや歯医者の価値はバナナと同じくらい値下がりしているのである。

医学・歯学受験の専門予備校関係者によると、「学生集めのための学費値下げは私大歯学部の流れになっていて、ここ数年で平均500万円値下がりしている」という。

いかに、いままで私立医・歯科大が学生から高額な入学金・授業料を取ってきたかがわかる。ここに来てそのツケが回ってきたということだろう。私大の多くがなりふり構わずの薄利多売を生き残り戦略にしているが、「いままでの高額学費は何だったのだろう」と思うのは私だけだろうか。

最悪の私立歯科大学は、9割の学生が国家試験に不合格

進級試験に落ちる留年学生の増加、受験者の減少と私立歯科大学は追い詰められているが、それに追い討ちをかけているのが国家試験不合格者の激増だ。

たとえば2013年度、松本歯科大学は国家試験に3割しか合格しなかった。受験した7割が不合格という驚くべき成績である。

正確には、文部科学省発表によると13年度、6年で卒業できた学生の国家試験合格率ワースト3は、松本歯科大学8・5%、日本歯科大学（新潟）37・5%、奥羽大学41・7%。ワースト1位の松本歯科大学は約9割が不合格である。

ちなみに、国公私立全大学の合格率は59・7%。この数字にはワースト3の3校をはじめ、合格率の低い私立が含まれているので約60%という結果だが、国公立や一部の私立上位校だけ

なら8割近い成績である。
ところが、自分の成績では国家試験が絶望的なのであえて留年して受験勉強した、6年以上の留年組を加えた国家試験の合格率（文部科学省発表・13年度）を見ると、ワースト3は、
松本歯科大学　29・0％、
奥羽大学　59・6％、
神奈川歯科大学　70・3％
で、こちらの方が若干合格率がいい。しかし、それでも3校の平均が55・0％だから、半分は不合格ということになる。参考のために国公立を見ると、九州歯科大学が96・2％でトップ、国公立12校が82％以上である。私立では東京歯科大学が96・9％で全校中ダントツ。
この東京歯科大学と最低の松本歯科大学の成績を比較すると、その差67・9％で、あまりの落差に呆然としてしまう。入試偏差値は東京歯科が52・5なのに松本歯科は37・5である。入試倍率は文部科学省発表では3・6倍対1・5倍。

そしていま、6年卒業では国家試験に合格する自信がないので、1、2年留年する学生が増えている。1回留年するごとに数百万円の学費を払うので、大学にとって学生の留年は悪いことばかりではないが、かと言って喜んでもいられない。

このように私大は国試に受からず留年する学生であふれていて、総学生数に占める留年者の割合が二桁の歯学部は8校（09年度）にのぼる。

そして在学6年のうち、後半の2年は大学病院での治療実技にあてられているのに授業を受けず、その時間を国試用の受験勉強に使う学生が増えている。ただし実技とは言っても、歯科学生は大学病院で患者の治療を脇で見ているだけで、実際の治療体験はゼロ。畳の上の水練だけである。

さらには83年、国試で実技が科目から外されてしまった。理由は受験生が増えて、実技試験に使う人間の天然歯が集まらなくなったからだという。このため、96年の歯科医師法改正で「臨床研修を受けるように努める」と明文化され、その結果、06年から臨床研修が必修になった。

ということは、83年から06年までの歯学生はろくに実技の経験もないまま社会に出て、患者の歯を削ったり詰めたりしているということだ。この間、ペーパー知識だけで、ほとんど人の歯に触れたことがない歯医者の卵がぞくぞくと社会に送り出されていて、大丈夫なのかと不安になってしまう。

こうした進級試験不合格、受験者の減少、国試不合格者の増加……という問題をはらみながら、昨年も歯科大学には2332人の学生が入学している。歯医者過剰にブレーキをかけるためにも、思い切った歯学部の再編・淘汰が必要である。

それだけではなく、根本的な問題は、本来なら大学に入れないような偏差値30台の者が入学し、志もないまま医療に携われる制度にある。

東大、京大に歯学部がない理由

東の東大、西の京大に歯学部がないことをご存知だろうか。

歯の治療も医療の領域だから、あるのが当然と思っている人もいるだろうが、これが不思議なことに存在しない。

昔、父が「歯医者や眼医者は医者じゃねえ」と言ったことがあるが、東大医学部で学んだ父のこの言葉が、東大、京大に歯学部がない理由を端的に表していて、やはり「歯医者は妾の子」なのだ。日陰者《ひかげもの》、と呼ぶのはあまりにも自虐的過ぎるだろうか。

しかし、日陰者とは言っても歯の治療は古くから行われていて、日本では平安時代に貴族の痛む歯を抜く専門の老婆がいたという。当時のことだから麻酔もなく、虫歯の痛みよりも抜かれる方が痛かっただろう。想像するだけでゾッとする。

詳細は不明だが、江戸時代、虫歯の痛みに耐えかねて切腹した武士がいたというから、虫歯の痛みは腹を切るよりつらいのである。

この抜歯の歴史は長くつづき、日本の歯科医療は昭和まで抜歯が本流だったが、平安時代に書かれた日本最初の医書『医心方《いしんぼう》』（９８４年）には虫歯や歯周病のことも記されている。

歯の病気は内科や目・耳の病気、出産などと同列で、昔、日本では歯医者は医者だった。現に明治の初めまでは口中医《こうちゅうい》という医者がいて、歯を抜いたり入れ歯を作ったり、口の中の病気の治療もしていたらしい。

世界で最初の総義歯は西洋の歯科学の祖、フランス人のフィシャールが１７３７年ごろ作ったとされているが、手先の器用な日本人はそれよりずっと早く、江戸時代、徳川五代将軍綱吉の剣術指南役・柳生飛騨守宗冬《やぎゅうひだのかみむねふゆ》が木製の入れ歯をしていたことが知られている。

さらには滝沢馬琴《たきざわばきん》、本居宣長《もとおりのりなが》も立派な総入れ歯を使っていた。総手作りの高価な入れ歯は裕福な商人、高禄をもらう武士、僧侶など特権階級だけの物だった。**日本人は器用なので、そのころから日本は世界一の入れ歯先進国だったといえる。**

そして幕末から明治維新にかけて、それまで日本の医療を支えてきた漢方が西洋医学にとって代わられ、１８７７年（明治10年）、江戸幕府の医学所を基礎として東京大学が創設され、医学部が設けられた。ドイツ流の東大医学部は歯学を医学のなかに含めている。

新政府は東大に医学部を設けて西洋近代医学の吸収に努めたが、残念ながら歯学に関しては何もしなかった。ここから歯学の不幸がはじまったと言っていい。

幕末、歯学はアメリカから入ってきた。日本で開業し、日本人を弟子にするアメリカ人も現れて、アメリカへ歯学留学する日本人青年もいたらしい。

一方、維新後、日本の近代医学はドイツに学んでいる。いまでも医者がカルテに医学用語をドイツ語で書くのはこのためである。ところが、歯学はアメリカに学んだ。

ドイツを含むヨーロッパは歯の病気を口腔《こうくう》医学（口の中の医学・ストマトロジー）の範囲とした。ストマトロジーは医学の一部門である。ところが、アメリカは医学と歯学は別という医歯二元論に立ち、歯学（オドントロジー、あるいはデンティストリー）は医学から独立すべしと考えていた。ちなみに医歯二元論とは、医学と歯学は別の分野と考えて医者と歯医者を別個の資格とし、養成機関も医学部と歯学部に分ける思考である。

その後、東大のキャンパスの外ではアメリカ流の医歯二元論が力を持ち、患者を集めた。その結果、政府は１９０６年正式に東大医学部から歯学を切り離す。官立の東京高等歯科医学校（現在の東京医科歯科大学）ができるのはその22年後、１９２８年である。

しかしそれ以前、１８９０年から１９１６年にかけて歯医者を養成する私学３校が設立されていたが、すべてが専門学校で大学ではなかったところに、歯科が日陰の身になった遠因がある。「歯学は私学からはじまった」のである。

明治時代の官尊民卑の思想が歯科を医科より一段低いものにしてしまい、以来、歯医者の医者への卑下がはじまる。その後もこの扱いはつづき、1958年に国民健康保険が発足したときも、保険診療で歯科は医科と別扱いになった。

医学と歯学の評価の違いは『医制百年史』(厚生省医務局編)によると、

「歯科医学教育は、医学教育と異なって非常に遅れ、明治初期に於いては、個人教授の域を出ず、医術開業試験規則交付後、受験準備のための講習会が各地に設けられ、明治21年、歯科矯和会という講習会が東京に、その後、大阪、神戸、山口等に類似のものが生まれている」

とある。こうして幕末・明治初期からの歯科の歴史をたどってみると、歯科の社会的評価が医科に比べて低くなってしまった理由が垣間《かいま》見えてくる。

医学界も役人も、いまと同じように「歯では死なない」と考えていたのだろう。明治以来歯学部は医学部の下にあり、歯学部が吹きだまりになった遠因は我々が生まれる前からはじまっていたようだ。

やっぱり父の言葉の通り、「歯医者は医者ではない」のだろうか。

四章　インプラント医に殺されないために

歯医者を堕落させる甘い餌

個人的なことで恐縮だが、私は若いころオバチャマこと映画評論家の小森和子さんに招待券をもらい、よく映画試写会に行っていた。

そんな映画好きの私が大好きな俳優のひとりに三國連太郎がいる。彼は存在そのものが人の心をつかむ個性的な名優だったが、役になりきる情熱もハンパではなかった。

老け役になりきるため、上下の歯を10本抜いたのは有名な話だ。しかも、麻酔なしだったというから歯医者として驚くと同時に、あまりの真摯《しんし》さに感動してしまう。足尾銅山鉱毒事件を告発した田中正造に扮したときは、土まで食べてみせた。昔気質の映画作りの職人で、同じ職人である歯医者として頭が下がる俳優だった。

彼が役作りのために歯を抜いてから57年。いま、世間には金儲けのために患者の何でもない歯を抜く歯医者がゴロゴロいると聞いたら、さすがの三國連太郎も「何だ、それは！　よせよ」と驚くかもしれない。

その金儲けの道具がインプラントである。夢の技術と呼ぶか、歯医者を堕落させる技術と呼ぶかは自由だが、いま、歯のことを語るときインプラントを避けては通れない。なぜならば、ほとんどの歯医者がこの人工歯根に必死にすがりついているからだ。

私たちのまわりにはインプラント広告があふれている。雑誌、駅、電車、新聞折込、ネット。あなたも一度はインプラントの文字を見たことがあるだろう。

インプラントとは何か？　詳しいことは後述するとして、かんたんに言えば顎の骨にチタン製の棒をねじ込み、その上に人工の歯を取りつけるという技術。スウェーデンで開発され、日本では十数年前から本格的な施術がはじまっている。

自由診療で価格が高いので、ここ数年、大学病院をはじめ多くの歯医者がわれ先にと参入して、「最高の噛み合わせ」「自分の歯と変わらない」「夢のような噛み心地」「第二の歯」などを謳い文句に必死に患者を集めている。

いまやインプラントは歯医者にとって救世主で、経営の苦しい歯医者たちはこぞって手を出している。競争が激しい東京では、インプラント治療をやらない歯医者を探す方がむずかしく、インプラント治療専門の歯科クリニックも多い。

歯医者の適正な数は人口10万人当たり50人とされ、経営も安定し望ましい治療が行われる。ところが現実には、東京をはじめ大都市ではこの数はとっくにオーバーしている。そこで、多くの歯医者が患者の数をこなすために手を抜き、診療時間を短くしようとする。あるいは逆に、不必要な治療を行って保険点数を高めるような過剰診療を行う。

一方、自由診療で行われるインプラント治療は平均40万円。自由診療のため価格は医院によってまちまちだが、100万円という高額な医院もあれば、7万円という医院も現れている。

1日に保険診療患者を20人診察するより、40万円のインプラントをひとり施術した方が断然効率がいい。手間がかかるだけで儲からない保険診療なんかやってられない。立って治療し、集中力がいる歯の診療は非常に疲れるから、ひとり30分として、1日に20人も診たら歯医者はヘトヘトだ。

歯を残すことを信条として、会員制の高度な自由診療で「初診料を10万円とる」と言われたある伝説の歯医者は、「インプラント医は白衣の悪魔」と呼んでいたというが、私の診療所にもトンデモ歯医者の被害に遭った、インプラント難民と呼んでいい患者が毎日やって来る。

患者は口裏を合わせたように、インプラントがゆるんできた、ブリッジよりインプラントをすすめられた、歯の根本が腐っているから、歯にヒビが入っているから、親知らずは良くないから……などと言われてインプラントに誘導されたと語る。

「早く抜いて入れ歯に」「早く抜いてインプラントに」「骨があるうちにインプラントにしましょう」「早く抜かないとがんになりますよ」（この方がよっぽどがんになる）

だが、果たして本当にそうだろうか？　そこで、この章では順を追ってインプラント治療の事実と現状について探り、その問題点を考えていきたい。

歯医者は自分や家族にはインプラントを打たない

いま多くの歯医者が、患者の顔を見ればオウムのように繰り返しインプラントをすすめるが、彼等がけして、自分や家族の口にインプラントを打たないのをご存知だろうか。嘘だと思うなら、かかりつけの歯医者に「先生はご自身の口にインプラントをなさらないのですか？」と聞いてみたらいい。

歯医者はどう答えるか。もちろん「手入れをしているから歯は悪くない」と誤魔化すだろう。私と机を並べて学んだ同期の歯医者たちは、患者に求められればインプラント治療も行うが、自分や家族はインプラントにせず、「入れ歯で十分だよ」と言う。

本当に自信がある素晴らしい夢の技術ならば、なぜ歯医者は自分や家族にインプラントを入れないのだろうか。もちろん、広い世の中にはインプラント賛美歯医者もいて、自分の口に打っているかもしれないが、それは砂漠で1本の針を拾うぐらいまれだろう。

1798年、イギリス人のE・ジェンナーは天然痘の予防薬「種痘」を生み出し人々を救ったが、発表する2年前、世界初の種痘の実験を使用人の8歳の子どもに行っている。

ここらあたりで、なぜ、歯医者が自分や家族にインプラントを打たないのかをよく考えた方がいい。これだけでもこの人工歯根の危うさを証明している。自分や家族には用いない技術を歯科治療の金儲けの手段として使う。これがドクターと呼べるのだろうか。

世の中のことはすべて思惑がある。自然現象以外の人間の言動・社会の事象は思惑の結果である。はっきり言えば、歯医者は金のためにインプラントを推奨している。

インプラントは過当競争の末、保険診療では喰えなくなった歯医者たちが生き残るための必要悪。核と同じ最終兵器である。

この必要悪が素晴らしいことのように宣伝され、あたかも夢の技術かのように広告されていることに胸が痛む。初めからこの人工歯根ばかりをすすめて歯を残す治療をやらず、抜かなくてもいい歯を抜いて、売り上げを伸ばすやり方に我慢ができない。

雑誌には、「自分の歯と変わらない感覚」と、インプラントに満足したようなやらせモデルの顔の写真が大きく載っている。だが誤魔化されてはいけない。コンタクトレンズは眼鏡の一種、インプラントは入れ歯。けして自分の歯ではないし、同じではない。

今日も、ヤブや怠慢医者が馬鹿のひとつ覚えのように「抜きましょう」「抜くしかありません」と残せる歯を抜きまくり、訴訟を起こされているのが歯医者業界の現実である。

インプラントとはどんな技術か

インプラントに反対するばかりでは不公平なので、ここらあたりで、このスウェーデン生まれの人工歯根についてかんたんに触れてみよう。

本来は英語のimplantで、植えつけるという意味があり、1965年、「インプラントの父」と呼ばれるスウェーデンの整形外科医・医学者・歯学者グローネマルクによって世界で初めて人間に応用された人工歯根技術だ。以来、入れ歯に代わる第三の歯として急速に世界中に広がっていった。

当時、グローネマルクは、うさぎを使って基礎医学の研究をしていたが、なぜかうさぎに取りつけたチタンが取れない。彼がこの現象に気づいたところからインプラントが生まれ、以来、このチタンと骨が強く結合する現象は「オッセオインテグレーション」と呼ばれて、インプラントの共通言語となっている。日本には20年ぐらい前に紹介されている。

世界中に数多くのインプラント学会が存在し、日本には3つのインプラント学会とひとつの外国学会支部があって、インプラント治療を行う歯医者が所属している。現在、歯が抜けてしまった場合は、

- 義歯を入れる
- ブリッジにする（両側の歯に掛ける）
- インプラントにする

の3つの方法がある。虫歯や歯周病、ケガなどで歯が根本から抜けてしまったとき、従来は取り外し式の入れ歯、義歯やブリッジに頼ってきた。だが、ブリッジは隣の歯を削り、入れ歯は土台の歯に負担がかかってその歯が傷つきやすいという欠点があった。

さらには、下手な歯科技工士や歯医者が手がけたものだと、時間が経つとゆるんでガタつき、噛みにくくなってくるという問題もあった。それらを解決する歯として期待され、インプラントが登場したのである。

顎の骨にドリルで穴を開け、チタン製の棒をそこにねじ込み、棒の上に人工の歯をかぶせる。棒本体は昔は合金、ステンレス、プラスチック、セラミック製だったが、チタン製が開発されてから急速に普及しはじめた。チタンは顎骨が拒否せず、安定して一体化するという特性があったからだ。

インプラントの材質は外国製をはじめ、京セラなど数多くのメーカーから発売されているが、どれがベストかという広く認知された臨床データは少ない。

インプラント治療の流れ

①相談

②インフォームド・コンセント（説明と同意）
・治療期間、費用、リスク、概念などの説明
・患者の希望と、既往症などの聞き取り

③適性検査（CT、レントゲンなど）、診察
・全身の健康チェック（高血圧、糖尿病、貧血、肝機能障害、骨粗しょう症など）
・口の中の検査（歯周病、粘膜など）
・CT画像、レントゲンの撮影

④治療計画の立案・説明
・手術の内容、時間、費用、リスク、人工歯の種類、形態の説明

⑤術前の処置
・歯周病や虫歯の治療
・骨が少なければ骨造成など

⑥手術（インプラント埋入《まいにゅう》）
・一回法と二回法がある。インプラントと骨の結合を待つ

⑦インプラント補綴《ほてつ》
・型取り、噛み合わせ採取

・仮歯装着、修正

⑧メンテナンス

・3〜6ヶ月ごとに定期点検

歯科大学の場合、すべてにかかる期間は、

①〜③で数回の通院　④で必要に応じて処置　⑤で3〜4ヶ月（通院4回〜）　⑥で1〜4ヶ月（通院5回〜）　⑦で1〜4ヶ月（通院5回〜）　⑧で3〜6ヶ月ごと

と、相当な時間をかけている。手術前には血液・尿検査をはじめ、骨代謝マーカーや歯周病細菌検査など徹底した臨床検査を行っているが、東京歯科大の場合、検査で52％が何らかの異常値を示し、肝機能障害、貧血、糖代謝異常と診断されている。異常が見つかったときは投薬などで改善しながら最良の治療計画を練る。

以上が歯科大学で行われているインプラント治療の流れだが、街のクリニックでここまで丁寧に行うところは少ない。

インプラント治療には時間がかかり、手術まで最低でも数回の通院が必要だ。手術で4回以上、補綴で5回以上、合計10回以上の通院が求められる。さらに術後も、最低半年ごとに通院しなければならない。ネットの宣伝コピーにある来院初日の手術などは論外である。

図4　インプラントの基本的な構造

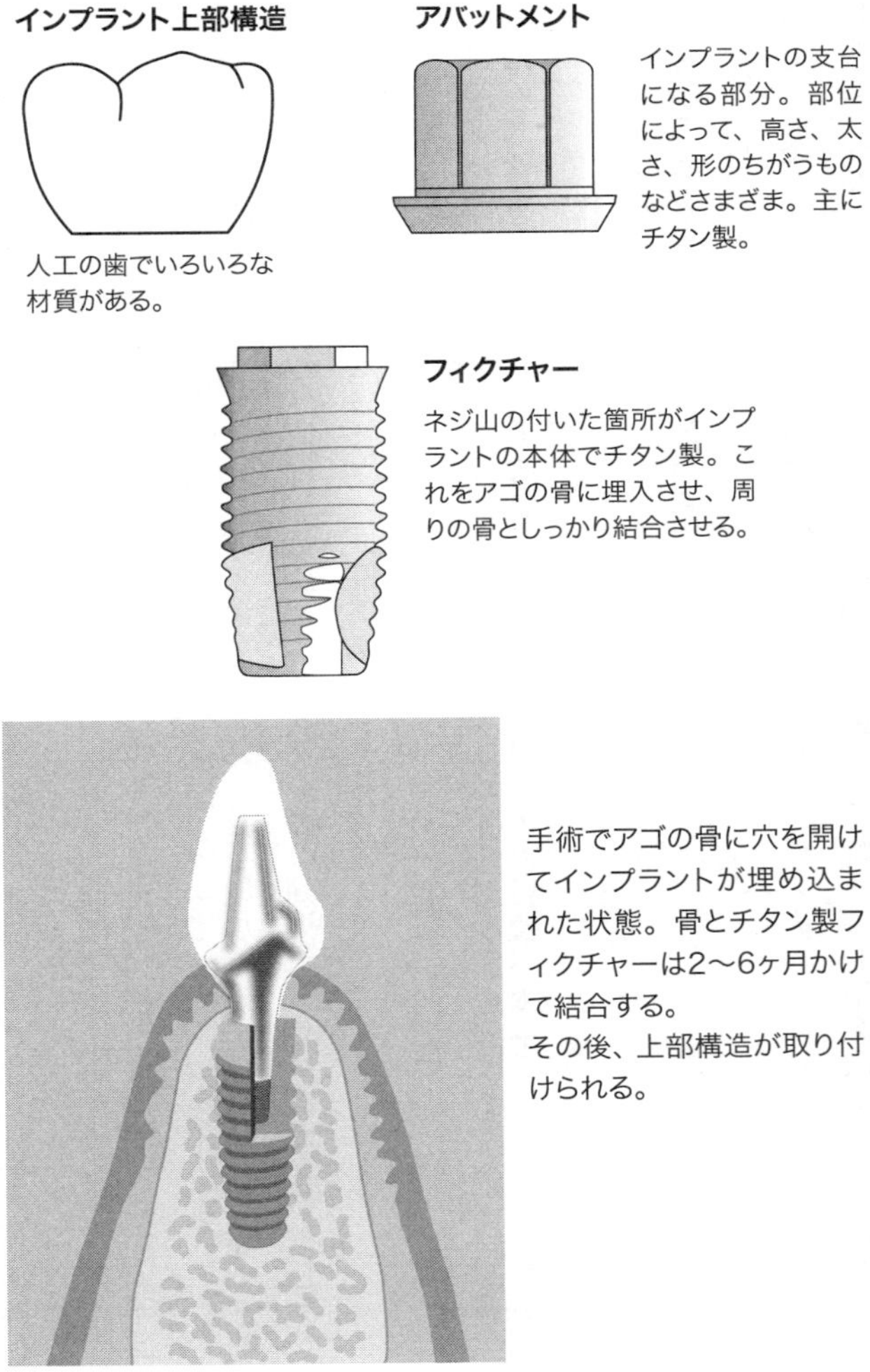

人工の歯でいろいろな材質がある。

インプラントの支台になる部分。部位によって、高さ、太さ、形のちがうものなどさまざま。主にチタン製。

ネジ山の付いた箇所がインプラントの本体でチタン製。これをアゴの骨に埋入させ、周りの骨としっかり結合させる。

手術でアゴの骨に穴を開けてインプラントが埋め込まれた状態。骨とチタン製フィクチャーは2〜6ヶ月かけて結合する。

その後、上部構造が取り付けられる。

では、インプラントはどのくらい持つのだろうか。

発表されている資料によると、インプラントの保存率はブリッジに比べて確かにいい。インプラント歯周炎に注意すれば、20年ぐらい機能しているケースもあるという。

だが、発表されている資料はすべてインプラント学会によるものだから、頭から信用はできない。昨年世間の耳目を集めた、高血圧治療薬ディオバンの「効果」をめぐる論文不正しかり、政府発表の統計しかりで、情報を安易に信用するのは危険である。

以上がざっとしたインプラント治療の流れだが、説明がかんたんなのはお許し願いたい。この本はインプラント解説書ではないので、詳しいことは専門書におまかせする。しかし市販されている歯の本のほとんどが、自分のクリニック宣伝のための自費出版本で、いいことしか書いていないから誘導されてはいけない。

日本でインプラント離れがはじまった

2013年1月、日本のインプラント業界に激震が走った。

1月18日、福岡・博多の有名な歯科診療所、シティデンタルクリニックが負債額約7億1500万円を抱えて倒産したのである。2月、裁判所が破産手続きの開始を決定した。だが、歯医者の夜逃げも珍しくない昨今、歯医者の倒産は珍しくはない。

なぜ業界に激震が走ったのだろうか。

それは60人以上の患者が、各々数百万円ものインプラント治療費を前払いしていたからだ。結局、患者たちは治療を受けられないまま大金を失ってしまい、被害者の会が結成された。治療中の患者に満足な治療が行われていなかった、という疑惑も浮かび上がった。

しかも、患者獲得のため100万円もの値引きをしていたという。しかし一説によると、わざと最初から高い価格を設定して、大幅な値引きで患者を集めていたらしい。

シティデンタルクリニックは「インプラント手術実績年間1600件」を謳い、九州では名の知れた医院だった。理事長は俳優の梅宮辰夫氏と並んで広告に登場する有名人だ。

倒産の原因はインプラント市場の急激な減少にある。日本のインプラント出荷本数は2008年の60万本をピークに減りはじめ、12年にはピーク時の3分の2、約40万本まで減っている。2007年、東京・八重洲のI歯科で起きたインプラント死亡事故が、患者離れの引き金になった。

I歯科は以前から悪い噂のあった診療所で、来院初日に強引に手術する体質が事故につながったとも言われている。この事故がマスコミで大きく報道されて以来、波が引くようにインプラント離れが起き、経費節減のためにインプラントを使いまわす歯医者が告発され、社会に

「インプラントは危険」というムードが広がって急激に市場は縮小している。すでに、日本でもアメリカでもインプラントブームは終わりつつある。

それまでインプラント治療はおいしい商売だった。普通なら1本40万円、5本入れれば200万円になり、保険治療より効率的で楽に稼げる。結果、このダイヤモンド鉱区に歯医者が押し寄せた。02年に1万8311ヶ所のインプラント医療機関が、08年には1万4580ヶ所まで増えている。

だが潮の流れは変わった。時代はインプラントに厳しくなり、市場は下火になりつつある。生き残るためにさまざまな方法でインプラントを宣伝し、患者にすすめる歯医者が多いが、日本では確実にインプラント離れが進んでいる。

08年〜11年の3年間で、3000ものインプラント治療所が消えている。歯医者は必死でインプラントにすがるが、もう安易に稼げる商売ではなくなった。歯医者の足元には、身も心も凍りつきそうな、冷たい氷河期が広がりはじめているのだから。

患者集め用のハリボテ肩書きにだまされるな

人は誰でも肩書きや資格には弱い。だから、名刺に肩書きが山のように印刷されていて、「本当はどれが本業？」と思わず笑ってしまうような人もいる。

医者・歯医者は国家資格だが、さらに専門医の資格があれば患者は安心できる。歯医者のホームページ・新聞折込チラシ・雑誌広告を見ると「ベテランのインプラント専門医が治療します」という宣伝コピーが氾濫していて、暗示にかかって、つい何となく腕のいい歯医者を想像してしまうものだ。

だが、だまされてはいけない。これはまやかしである。「インプラント専門医」という肩書きは正式な表示ではなく、宣伝広告に使うことは医療法で認められていない。

歯科医師業界にはいくつかの専門医資格があり、誰もが肩書きを勝手に使って宣伝すれば見た人は混乱してしまうし、違法である。そこで、厚労省が認めた団体に所属する歯医者しか「専門医」と表示できないことになっている。

「インプラント専門医」と表示している歯医者がいたら要警戒である。違法性を知りながらやっているのだから、腕よりも人間性を疑った方がいい。客集めのために法律を犯すような歯医者は、最初から失格だとは思わないだろうか。

歯科で認められているのは、日本歯周病学会、日本口腔外科学会、日本歯科麻酔学会、日本小児歯科学会、日本歯科放射線学会の五つで、ここに所属する歯医者はそれぞれ「歯周病専門医」「口腔外科専門医」などの肩書きを使える。

おわかりのように、このなかにインプラント学会はないので「インプラント専門医」と表示することは法律違反である。

あなたが訪ねた歯科クリニックの待合室に、額に入った「インプラント専門医」という認定書が飾ってあったら、それは日本顎顔面インプラント学会、日本口腔インプラント学会、国際口腔インプラント学会（ＩＳＯＩ）、ＩＣＯＩ日本支部の私的認定書なので、惑わされてはいけない。前述のように、日本には３つのインプラント学会とひとつの外国学会支部があって、それぞれが「認定医」「研修医」などの資格を出して活動をしているが、基準が厳しいところもあれば、１日の研修で資格をくれるところもある。

認定書を見た一般の患者が学会の違いやレベルを判断するのはむずかしいが、認定書＝実力と考えてはいけない。あくまでそれは、「インプラント治療やります」という表示だ。

インプラントはつい最近まで大学で教えていなかったので、技術習得のため、インプラント学会・団体による研修会が盛んに行われていたが、驚くことに、なかには１日の研修で立派な修了書・認定書を発行するところもあるという。

だから、安易にインプラント認定医や研修医の肩書きを信用せず、後述するような方法で良心的な歯医者かどうかを見極めることが大切である。

水戸黄門の印籠のように天下御免（国家公認）のインプラント医師資格はない。さらにはインプラント以外にも金で買える資格が多く、待合室にたくさんの認定書が飾ってあっても、

「エラい先生だ」「一流のドクターだ」と、安易に信用するのは危険である。

同業者として言えば、肩書き、認定書、資格がたくさん飾ってある歯医者ほどアブナイもので、その多くは自分を大きく見せるための道具だ。

さらに言えば、外国語の認定書があったら注意した方がいい。その多くは外国に本部を持つ団体から金で買った認定書の類で、日本人が外国語に弱いのにつけ込んだ権威づけのハリボテ認定書である。壁の花、飾りである。これを威光暗示という。

ハリボテの肩書きと言えば、必ず宣伝文にある「インプラント年間治療本数2000本」や「インプラント治療合計5000人」などにだまされてはいけない。ほとんどは誇大広告である。客観的に証明できるものがなく、患者に真偽はわからないのだから。

繰り返すが、先述したように**「日本歯周病学会会員」など、厚労省認可の5つの団体に所属する医師だけが認定医である。**

発展途上のインプラント治療

まるで究極の医療技術のように喧伝されているインプラントだが、スウェーデンで生まれたのが1960年代。日本で本格的に普及しはじめたのはここ十数年足らずのことだ。

本格的に施術が行われてからたかだか10年弱。大学歯学部でインプラント講義もはじまっているが、長い目で見た場合本当に安全なのか、体にどんな影響があるかという医学的データは未だ発表されていない。つまり、インプラントにどのぐらいの耐久年数があるのか、長期的に将来体にどのような影響、弊害が現れるのかが、治療したインプラント医にもわかっていないのである。

現に、経験豊富なAインプラント専門医は、

「噛むことによりその疲労がインプラント内部に蓄積していくわけですから、いずれ破綻すると思います。インプラントが一生持つなどとは、口が裂けても言えません」

とまで自著に書いている。これは恐ろしいことだ。ベテランの専門医が将来の結果を予測できず、悲観しているのだから。もちろん、医療より金儲けで頭が一杯のインプラント歯医者たちは、ハナからそんな先のことなど考えてもいないだろう。目先さえ良ければいいのである。

人間の体は驚くほど精密微妙にできていて、体と心はつながり、すべての部位が関連し合って健康を保っている。噛み合わせが良くないと頭痛になり、心労が重なると神経性下痢になり、失恋すれば夢遊病者のようになって、仕事が手につかない。

頭蓋骨にドリルで穴を開け、金属棒を打ち込み固定することが長い目で見た場合、果たして体に影響がないのだろうか。過激な言い方かもしれないが、インプラントは歯肉をつらぬいて

骨のなかに刺さっている棘《とげ》のようなものだろう。どんなにきれい事を言っても、インプラントは生体に異物を埋め込み固定するのだ。

東京歯科大学の下野正基名誉教授の著書『歯科医療の最前線』（講談社ブルーバックス　1995年）が、義歯とインプラントの違いについて教えてくれる。

「歯は生体組織で、インプラントは異物である。だから病理学的に見れば、生体はインプラントを排除しようとする反応を起こす可能性がある。義歯は生体内の血管結合組織や骨組織と直接に接触することはない。しかし、インプラントは骨のなかに埋め込まれるので、いろいろな生体組織と直接に接触することになる（中略）」

「インプラントは生体にとって親和性のある材料が使われているが、本来の目的の身体の成分とは異なるものを顎のなかに入れていること、歯肉の部分が細菌におかされる危険につねにさらされていること、などの問題点も指摘されている（中略）」

歯の専門家さえ体への悪影響を心配しているのだ。

専門医や日本のインプラント学会は「悪影響はない、20年経っても問題は起きていない」と言うが、長い時間をかけた科学的・医学的な追跡調査は行われていない。

薬品メーカーが開発した抗がん剤などを厚労省がすぐ認可しないのは、長い時間をかけて効果・副作用を判断しないと危険だからである。

「Implant・植えつける」という概念から言えば、心臓ペースメーカー、人造血管チューブ、人工関節など、医療の世界では既に数々のインプラント手術が行われていて、多くの患者を救ってきている。だったら歯のインプラントも同じではないか、という説もあるだろう。なぜ、これだけを危険視するのだと。

しかし大きく違う点は、前者は無菌状態で保たれているが、歯科のインプラント手術は雑菌だらけの口腔内で行われるという点にある。口の中はばい菌だらけで、高齢者が肺炎で死ぬ原因の多くは口の中のばい菌感染からである。

結論から言えば、インプラントは未だ発展途上の治療技術。人体への影響を長時間追跡調査した医学的データもないインプラント治療が安全と言いきれるのだろうか。歯は全身の健康と深く関係しているのである。

インプラント医に殺されないために

今日も巷《ちまた》にはインプラントの被害にあった「インプラント難民」があふれ、私は怒りを胸に、日々、その後始末に追われている。新しいミサイルを前にした軍人は撃ちたくなり、金が儲かるインプラントを覚えた歯医者は患者に打ちたくなる。

最近見かけた、長い歴史と良識を誇るある女性総合誌のインプラント記事には驚いた。パブリシティ（記事風宣伝）だろうが、当然のように一切インプラントのマイナスには触れていない。初めから終わりまでインプラントの賛美と推薦である。

まあ、それはさておき、私が「これは歯医者の仕事ではない！」と、憤りを感じるようなヒドイ治療が増えてきたのはここ6、7年のことだ。なかでもインプラントによる欠陥治療が急増していて、歯医者の過剰がそれを生んでいる。

このままいけば夜逃げするしかないというような歯医者をはじめ、歯学部を出てインプラント歯医者の下で数年勤めて技術を覚えたばかりの、レントゲン写真も解読できないような未熟医までが、手っ取り早く儲けるためインプラントに手を出している。

「え!?　レントゲン写真を見ても症状がわからない歯医者がいるの？」と腰を抜かす人もいるだろうが、これは歯医者の世界では裏の常識。別に驚くことはない。

三章の「歯学部は吹きだまり」で書いたように、昔も「鶴岡八幡宮」が読めない学生がいたし、いまは定員割れで誰でも入学できる恐ろしい時代なのだから、レントゲン写真を見てもわからない歯医者にビビっていたらとても歯医者には行けないだろう。

心配なら、思い切って医院に電話して出身大学を聞けばいい。もし、偏差値が国公立、私立上位校の半分もない私立下位校だったら、そんな恐ろしい歯医者へ行ってはいけない。医者にも経験とセンスの差で、レントゲン写真やCT・MRI画像を読むのが下手な医者はいるだろうが、まったくレントゲン写真を読み取れない歯医者がいるのが歯科の世界だ。

当然、インプラントをすすめる歯医者は患者にとって心地良いことしか話さず、「安全、短時間でかんたん、安い、第二の自分の歯、最高の噛み心地」などとささやいて患者をくどいている。だがそれだけではなく、専門外の私だって知っているような、インプラント治療のイロハを無視する歯医者が多いのには呆れてしまう。

インプラント治療を行ってはいけない代表的なケースが、「骨量不足」「高年齢」「病気」だが、実際は次のような乱暴な治療がまかり通っている。

人の骨は年齢と共に痩せ細っていき、顎の骨も例外ではない。若い人ならまだしも、痩せ細ってきた高齢者の顎に金属棒を打ち込むことが危険なのは自明の理である。フィクチャー（金属棒）が薄い骨を突き破ったらどうなるか。ベテランのインプラント医でもむずかしいのに、この高度な手術が未熟な医者に行えるわけがない。最悪の場合殺人事件になってしまう。

とくに危険なのは上顎の骨が薄い場合で、歯医者は「現代では骨造成という、事前に骨を強化する最先端の技術があるから問題ありません」と言うが、もうこの世に未練がない人はやればいいだろう。上顎は眼、鼻、耳に近接しており、インプラントを打ち込むのは非常に危険だ。決めるのは自分。最後は自己責任だ。

人の顎の骨は形も違うし、強度、質も違う。ＣＴ画像で骨の厚さはわかっても、強度や質まではわからない。インプラントには硬度の高いものと低いものがあり、もろくなっている顎の骨に硬度が高い種類を使うと骨が壊死してしまう。インプラントには長短があって、薄い骨に長いものを打ち込むとどうなるかおわかりだろう。長過ぎたインプラント使用による事故も起きている。

高齢者の場合、体に対する負担が大き過ぎるのに、「インプラントは天然の歯と同じです。自然に噛め、ご飯がおいしく食べられますよ」などと嘘を言う。どうしてインプラントが天然の歯になるのだろうか。インプラントはどこまで行っても入れ歯である。

あるいは、「私はかなり高齢な方にもインプラント治療をしています。70代の方も多くいます。これまでの最高齢は85歳です」と、誇らしげに堂々と本に書いている歯医者もいるが、こうなると金儲けの権化としか思えない。

「何で、85歳のお婆ちゃんにまでインプラントを打つんだよ」と言いたくなる。普通、85歳になればあとは余生。いつお迎えが来るかわからないのだから、何十万円もする高価なインプラントよりも安価な入れ歯で十分だ。彼女はきっと認知症がはじまっていたのだろう。85歳のお婆ちゃんまで言いくるめて金儲けするのか、と歯医者に問いたい。

人間、あまり欲に執着し過ぎると幸せにはなれないものだ。

少し古い資料だが、次のような歯医者の告白手記もある。

「ぼくはインプラントを売り物にしている歯科クリニックの勤務医ですが、そこはとにかく金儲けに徹しています。アゴの骨が薄くなっているお年寄りや糖尿病などの持病がある人は、本来はインプラントをしてはいけないんですが、そういう人にまですすめているんです。2本抜けばいい歯をもう1本抜いて、できるだけインプラントの本数を増やすんです。……数人の歯医者が働いているんですが、基本給が安くてノルマがあるから、必要のない人にまでインプラントをすすめざるを得ない」（『女性セブン』1999年4月1日号）

告白者は勤務歴2年の29歳の歯医者である。

そして、インプラント3番目のタブーが病気である。

抵抗力が弱まっている糖尿病、心臓病、高血圧、低血圧、腎臓疾患、ゼンソク、リウマチ、骨粗しょう症など重症の患者は危険だ。手術中における傷口からの細菌感染で炎症を起こすリスクが非常に高いからである。「コントロールできていれば大丈夫です」などと言うクリニックもあるが、必ず内科医に相談した方がいい。

また、インプラント治療をめぐるトラブルで多いのが、歯周病を口実にしたケースである。時間と手間を惜しまない丁寧な歯内治療を施せば抜歯しなくてもすみ、歯を救えるのに、「歯周病でこの歯はもうだめです」と患者を言いくるめてだまし、金儲けのために強引にインプラントに誘導してしまう。

私の医院には、今日もさまざまな欠陥治療を受けたインプラント難民が駆け込んで来る。彼等は皆一縷《いちる》の希望を求めてセカンド・オピニオンとして訪れるが、彼等を難民にした歯医者たちはこのことをどう考えているのだろうか。

1本7万円、激安商品の闇

「お前、知ってるか？　中国製インプラントの売人がいるんだぜ。もちろん密輸さ。一度会ったことがあるけど、ヒドイ品物だよ」

と教えてくれたのは、二章の「歯医者の夜逃げがはじまった」で登場した刺青を入れた歯医者である。

彼の話によると、売人に接触するには知人の紹介が基本で一見《いちげん》さんお断りだが、まれにホームページを見て連絡してくるケースもあるという。

専門知識がないとできない商売なので、元技工士や破産して夜逃げした歯医者がヤクザに使われて売り歩いているらしい。

ご存知のように、最近、街には激安インプラントの広告があふれている。横浜から通院していた患者の話によると、電車のドアガラスに「15万円で完全保証。東京インプラント（仮名）」という広告シールが貼ってあったそうだ。しかし、まだ下には下がある。ネットには7万円の激安広告も載っている。20万円台はゴロゴロ見かけるが、思わず、「どうしてその値段でやれるんだよ？　中国製の激安インプラントを使っているんだろ」と疑ってしまう。


インプラント製品には次の3種類がある。

一、外国・国内一流メーカーの高価格高品質製品、厚労省認可
二、韓国・中国メーカーの格安中品質製品、厚労省認可
三、韓国・中国闇ルートの激安粗悪品

このうち、一流メーカーには外国企業が多く、日本と外国の約30社が国内でシェア争いを繰り広げている。インプラントの発祥がスウェーデンなので、北欧やドイツのメーカーが強く、『ノーベル・バイオケア』というメーカーもあるぐらいだ。これら一流メーカーの製品を使用

した場合、治療費は40万円が標準。

実績のある名の知られたメーカーの製品なら、フィクチャーという骨にねじ込む部分で1本約4万円。これにアバットメントという、歯根と人工歯をつなぐ部品が約3万円、人工歯が約4万円で、材料費だけで合計11万円かかる。

だから、一流メーカーの製品を使っていれば7万円や15万円のインプラントはあり得ない。材料費だけで11万円、さらに消毒の薬剤代も必要だから、直接原価だけで10万円を超えてしまう。それに加え、人件費・技術代・手術用雑費・設備投資・部屋代・広告費・通信費・光熱費・原価償却費・銀行借り入れ返済金なども計上しなければならない。

インプラントをやっていない私の診療所でさえかなりの経費がかかる。だから、激安インプラントは韓国や中国製の密輸品を使っていると考えるのが当たり前である。でなければ、治療後のケアまで入れたら30万円以下でできるわけがない。

日本に入ってくる韓国・中国製品には、次のようないくつかのルートがある。

一、韓国、中国メーカーが安い値段で日本に輸出した低価格品
二、一の製品を歯医者・ブローカーが航空便で個人輸入した低価格品
三、ブローカー・売人が手荷物に忍ばせて持ち込んだ密輸激安品

四、ブローカー・売人が航空便に忍ばせて密輸した激安品

一と二の低価格品は厚労省に認められていて、1本1万円ぐらいが相場である。もちろんあとの2つは闇のルートで、この密輸激安品は最低で1本800円〜3000円ぐらいで売られているそうだ。

刺青歯医者の話によると、三の手荷物ルートには釜山〜博多片道3時間の高速フェリーが使われている。高速だと日帰りが可能だし、飛行機はコストが高くなる。福岡あたりのブローカーがフェリーで運んで来て、宅配便で関西や関東に送っているらしい。

このルートが開通するまでは、個人の日韓密輸は釜山〜下関フェリーが使われていた。1970〜1980年代の韓国がまだ貧しかった時代、大阪発博多行きの下り夜行列車は、大阪や尼崎に多く住む在日韓国人のオバチャンであふれていた。

彼女たちは逞しく、全員電気製品や衣類を担げるだけ担ぎ、さらに両手にぶら下げて下関駅で下車。就航したての日韓フェリーで釜山を目指したが、朝、船が釜山に着くと税関に隠していた禁制品を没収されて、泣きわめく姿が日常の光景だった。

これら闇ルートで入ってきたインプラントに品質の保証はない。中国製食品と同じく、安かろう、悪かろうである。

韓国のとある低価格品メーカーの工場を見学した歯医者によると、滅菌意識や安全体制がゼ

ロで、恐ろしくてとても使う気にはならなかったという。いまや技術がすすみ、衛生設備もないドヤ街の町工場でもチタン製のインプラントが作れる時代になっている。輸入品の格安インプラントでこうなのだから、中国製の密輸品は口の中にばい菌だらけの爆弾を埋め込んでいるようなものだ。

さらに言えば、これら格安品、激安品はチタン含有率が低い。北欧製にはチタン含有率99・495％という最高水準の製品もあるが、格安品はチタン含有率50％が当たり前。当然、密輸激安品となれば表面だけがチタンでコーティングされ、中身は他の金属で作られているのだろう（最近はチタンだけでなく、ジルコニアという親和性のある新しい金属も使われている）。「インプラントとはどんな技術か」の頁にも書いたが、チタンは骨に埋め込んでも体が拒否しないという親和性からインプラント治療がはじまっている。チタンだけは体が受け入れることができ、安全なのだ。だが、チタン100％ではなく鉄や他の金属を混ぜたら人間の体がどうなるか、考えただけでも恐ろしい。

以前、私の所に駆け込んできた患者のぐらついたインプラントが錆びていたことがある。チタン含有率が高い一流品は錆びないから、密輸の激安粗悪品が使われていたのだろう。

高い値段のインプラント治療を推奨するわけではないが、相場価格以下の激安インプラント治療は疑った方がいい。そういう激安治療は「10年間保証」などと謳っていても、入れた直後から問題が起きることは目に見えているし、そんな商売をやっていればいずれ首が回らなくなって夜逃げするのは明白だから、10年後にクリニックがあるかの保証もない。

「安物買いの銭失い」と言うが、最悪の場合命も失ってしまう。

インプラントは〝インポラント〟である

品のない物言いで恐縮だが、私はインプラントを〝インポラント〟と呼んでいる。

歯を抜くと精力を失う副作用があって、特に若いうちに一気に歯を抜くと精力を失い、性的不能の症状が現れると医学的に言われているからだ。

それなのに、残せる自分の歯を抜いて「インプラントにして元気を取り戻しましょう」とすすめる歯医者がいる。とんでもないことで、まったく逆である。「インプラントにしてインポになりましょう」と言っているとしか思えない。

インプラントを埋め込むと男性はインポテンツ（不能）になる。これはけして質の悪いジョークではなく、歯医者として32年、私の見聞してきた事実から導き出した結論である。

こう考える強いきっかけになったのは、2年前に友人の父・Yさんが85歳で亡くなったことと、「親父やお袋、親戚がインプラントにしてから元気がなくなった」という言葉を知人からたくさん聞いてきたからでもある。

生前、Yさんは非常に元気な人で、病気らしい病気をしたことがない。子どものとき、柿の木から落ちて足をくじいたぐらいで、それ以外は健康で過ごしてきた。

そのYさんが、かかりつけの歯医者にすすめられて下顎の歯5本をインプラントにしたのは死の4年前である。年齢とともに下顎の骨が痩せ細り、長年使っていた入れ歯が微妙にずれてきたので歯医者に相談したところ、

「入れ歯を作り直すより、この際インプラントにしませんか。自分の歯と同じですから、入れ歯のような異物感はありませんよ。お年を召してもインプラントにする方が多く、皆さん具合がいいと喜んでいます。料理がおいしく食べられるし、虫歯になることもありません。5本なら特別にお安くしておきますよ」

と、熱心にすすめられたそうだ。だが、5本の歯のうち欠けているのは2本だけで、他の3本は元気な歯である。これは誰が見ても、売り上げを増やすための歯医者のセールストークであり、まとめ買いの割引セールというわけだ。

ところが、高齢の父親が5本もの歯をインプラントにすると聞いて、体への影響を心配した友人が歯医者である私の意見を求めてきた。

私は猛然と反対した。それにはいくつかの根拠があるが、まず第一の理由は年齢である。

インプラント治療はチタン製のフィクチャーをドリルで開けた顎骨の穴に埋め込むのだが、

顎の骨は加齢とともに痩せ細り、薄くなる。インプラントを骨に埋め込むためにはそれなりの骨量が必要で、薄い顎の骨に打ち込むのは避けるべきだ。

高齢者の痩せ細った骨に5本もインプラントを埋め込むのは、顎の骨に大きな負担がかかり、体への弊害が大き過ぎる。

Yさんは高齢なので体力も落ちていて、局所麻酔、術後の感染予防のための抗生剤、鎮痛剤などによる影響を考えると、81歳もの高齢者への手術は危険である。

歯と骨の間には「歯根膜」という薄い膜があり、これがクッションの働きをし、物を噛んだとき歯はごくわずかに沈み込む。これに対して、インプラントはクッションの役割である歯根膜がないので、歯に強い衝撃がかかり、インプラントと噛み合っている自分の歯がだめになってしまうのが第二の理由だ。さらには、クッションでもある歯根膜がなくなると噛んだときの衝撃が直接骨から脳に伝わり、長い間には脳に悪影響を及ぼす。

第三の理由は、が生き物は歯を失うと途端に衰えるからだ。これが一番大きな問題だろう。人間は自分の歯で噛むことで力がみなぎり、パワーが湧いてくる。野球選手がヒットを打ったときは知らずに歯を強く噛み締めているし、ボクサーは強く歯を噛み合わせながらパンチを打つ。人はここぞというときには奥歯を噛み締める。歯は力の源泉なのだ。歯は生命力とつなが

図5 歯の構造（側面図）

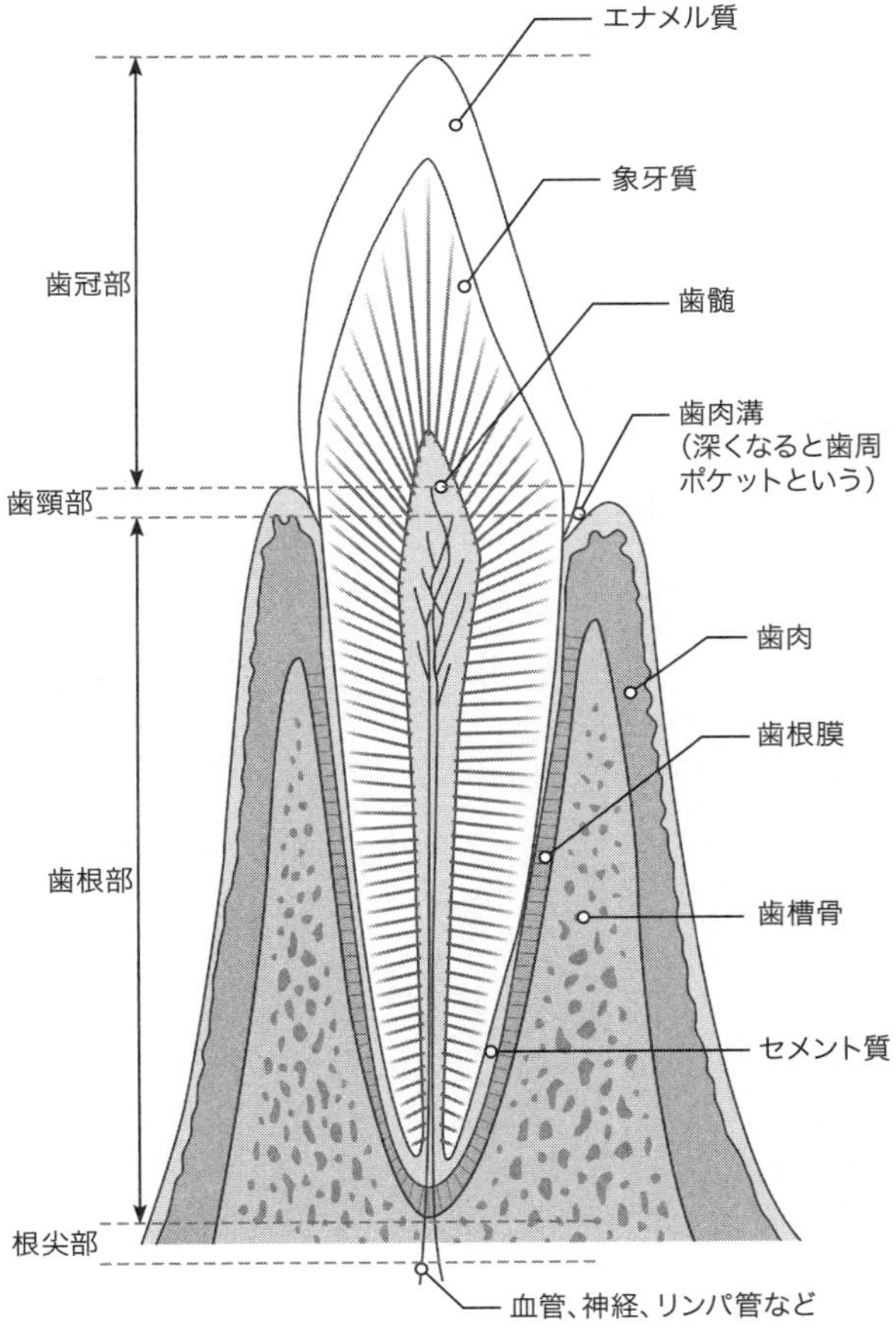
エナメル質
象牙質
歯髄
歯肉溝
（深くなると歯周
ポケットという）
歯肉
歯根膜
歯槽骨
セメント質
血管、神経、リンパ管など
歯冠部
歯頸部
歯根部
根尖部

っていて、生命力が弱くなった男性は当然夜の方も弱くなる。パワー＝男性力なのだ。

捕らえた獲物を自分の歯で噛むライオンは、歯を失うとやがて死んでいく。これが本来の摂理だが、人間だけは入れ歯を発明したことでいくつになっても食べ物を噛むことができ、命を永らえている。


結局、Yさんは家族の反対を押し切って合計200万円を支払い、インプラントにしてしまった。きっと体力があるので手術に耐える自信があり、「インプラントにすればよく噛めて若若しくなる」という、アンチエイジングの甘い誘惑に負けてしまったのだろう。

友人の話によると、Yさんはインプラントにしたあと徐々に元気がなくなり、あれほど好きで、半月に1回はグリーンに立っていたゴルフにも興味を失い、覇気がなくなって人が違ったように弱々しくなったという。毎日そばで見ていた友人も、急に元気がなくなったのはおかしいと不審がる。Yさんの直接の死因は肺炎だが、以前は風邪も引かなかった人が肺炎にかかるというのは、体力の衰えが原因としか思えない。

人間の老化は体のすべての箇所ではじまるが、140億個の脳細胞も20歳を境に1日10万個ずつ減少していく。しかし、脳細胞の働きがさまざまな刺激で現状維持、もしくは向上することは科学的に判明している。口で堅いものをよく噛み、唾液を分泌すると脳細胞は活発に働き、太く、強くなる。自分の歯でよく噛むことが脳に刺激を与え、脳細胞を含めて体の老化を防ぐ。

歯は原始的臓器だが、よく噛むことで耳下腺から出てくる唾液には歯・骨・軟骨などの硬組織の生育に必要なパロチンホルモンが含まれている。だから、自分の歯を残すことが老化防止、回春にとって非常に重要なのだ。


歯根が残っていないインプラントは入れ歯であり、老化防止には役に立たない。**逆に脳を刺激しなくなるから、脳の活動を低下させ認知症の進行や老化を早めてしまう。**

医学的データはないが、Yさんは81歳で自分の歯を5本も抜いてインプラントにしたことが生命力を低下させたのではないだろうか。医療に関わる歯医者の直感である。人間の体の仕組みは複雑で、まだわかっていないことが多いのだから。このことは非常に残念で、臨床医としては止められなかったことを反省している。

ちなみに、私の妻の父は現在88歳だが矍鑠《かくしやく》としていて、85歳のとき私が歯の治療をし、いまもすべて自分の歯で硬い沢庵もバリバリと噛み砕いて食べている。

多くの人は、耳が悪くなっても杖を突くようになっても、それはインプラントが引き金を引いたとは考えず老化のせいにする。インプラントで自分から不能になるなどもったいない話だ。

歯を抜くと間違いなく精力も失う。若いうちなら夫婦生活にも影響するが、それをインプラントで補うことはできない。歯は繊細で偉大な感覚器なのだから。

ダスティン・ホフマン主演の映画『マラソンマン』には、宝石のありかを白状させようと麻酔なしにドリルで歯に穴を開けて脅迫する場面がある。そのうち、凶悪犯を自白させるため「インプラントを埋めてインポにするぞ」と脅す映画が作られるかもしれない。

白衣を着た業者が教える、即成インプラント講習会

日本人は権威に弱いから、「インプラント歯医者」というだけで頭から信用しがちだ。むずかしい治療ができるエライ先生だと、尊敬する患者がいるかもしれない。だが人格と腕前は比例せず、肩書きや資格だけで技量はわからない。かつてインプラント医を「白衣の悪魔」と言った過激な歯医者もいたが、どちらかと言えば「白衣のサギ師」と呼んだ方がより真実に近いだろう。

歯医者業界から袋叩きになるだろうこんな過激なことを、なぜ私は書くのか。それは、半日かそこいらの〝講習会〟に顔を出して、インプラント技術習得の証書をもらって患者に施術を行う「インプラント医」がいるからであり、そういう講習会が存在するからだ。

いまでこそ猫も杓子もインプラントだが、日本の大学でインプラント授業がはじまったのはごく最近のこと。インプラント医と名乗っている歯医者は、メーカーの講習会やインプラント

学会主催の研修会、自主的な勉強会などで学んできた。

なかには、数人の歯科医仲間で専門的な名前の勉強会を立ち上げ、お互いを「認定医」と認め合っているケースもある。だが、素人にはわからないから、「認定医」というと何だか優秀なドクターに思えてしまう。このことからもわかるように、インプラント治療には標準的な治療法が確立されておらず、技術のレベルもさまざまというのが正直な実態である。

「誘われて、一度インプラント講習会に参加したことがあります。インプラント・メーカー主催の昼食付2日コースで、参加費15万円。都内のホテルで土日に行われました。講師はメーカーと契約しているインプラント医でしたが、助手は白衣を着たインプラント販売会社の営業マンで、参加者は10人でした。

講習は基礎コースで、DVDで手術の様子を見たあと、顎の模型に穴を開けるような初歩的な内容です。模型の代わりに豚の顎骨が使われることもあるそうです」

と語るのは、後輩の30代半ばの歯科大学病院勤務医だ。

彼もいずれは自分で開業したいと考えているが、いまの歯医者業界が大氷河期なのはよく知っている。だが、それでもやはり独立したい。だからその日のために、インプラント技術を身につけたいと講習会に参加した。

しかし、その後彼はインプラント技術に疑問を感じ、歯科本来の歯を残す治療医をめざしている。あまりにも安易に即席インプラント医が作り出される様子を見て、すっかり嫌気がさしてしまったのだ。彼にはまだ良心があった。

「あんな研修程度で手術をするのは無理だ」「失敗が恐ろしい」「患者をだますことになる」「とても自分にはできない」……と自問自答して苦しんだという。

現実の治療は局部麻酔を打ち、歯肉をメスで切り開き、神経にふれないように細心の注意を払いながら顎の骨に穴を開けていく。口の中は血と唾液であふれている。少しでも手元が狂ったら大ごとで、1日や2日の講習で習得できるレベルではないのに、多くの講習会が実際とはかけ離れたお粗末な状況で行われている。

そして、もし開業医がインプラント治療をはじめようとすると、講習会主催のインプラント・メーカーから、診療に必要な200万円もする手術キットを買わなければならない。

さらに、業界関係者しか知らないもっと恐ろしい現実がある。

ある医療法人のサイトが次のような募集をしていた。「インプランター募集　新卒、未経験者可」。もちろん、新卒とは歯学部卒業生のことで、未経験者可とはインプラント治療の経験がない者を指している。募集していたのはある中規模の医療法人で、宣伝コピーでは専門医を揃え、インプラント治療経験豊富と謳っている。

そして、ここにインプラント治療未経験医が就職すると、すぐインプラント・メーカーが主催する1日講習会に参加するように命じられ、講習会から帰ると実際の手術を担当するように指示される。院長は患者に、

「手術は彼が担当します。若いですが腕は保証します。経験豊かな専門医です」

と説明する。実際に手術がはじまると、何と、講習会にいたインプラント・メーカーの白衣を着た営業マンがあれこれ指示を出し、彼の主導で手術が行われる。新卒者は言われるままに手を動かすだけである。患者はまったく本当のことを知らない。

これはある中規模歯科医療法人で実際に行われていた事実で、一部の歯医者には知られている。今日もどこかで、彼のような駆け出しの歯医者が「経験豊富なインプラント専門医」などと偽って、綱渡りの手術をしていると考えると恐ろしくなる。

患者には医師の手術経験や腕前はわかりようがない。もし、本書を読んでもあなたがインプラントにしたいと思ったのなら、せめて医療経験10年以下の歯医者は避けた方がいい。もちろん年数だけで腕は決まらないが、少しは安全である。

医療の世界では、「医師10年、歯医者5年はペーペーの駆け出し」という。私の経験でも、社会に出て5、6年の間は患者の口の中を診るときは非常に緊張したものだ。

激増している訴訟とトラブル

日本で本格的にインプラント治療が行われるようになって十数年。その手術数は現在までかなりのものと言われているが、自由診療のため本当の数は厚労省でも把握しておらず、トラブルの総数も正確にはわかっていない。

ひとつの目安となる全国の消費者生活センターのデータによると、歯科医療によるトラブルの相談は、1996年約660件、2004年1231件、07年には2140件、09年には2747件と急増している。15年間で4・2倍である。

この相談にはインプラントをめぐるものもあり、なかには訴訟・裁判にまで発展しているケースも多い。

そのうちインプラントに関する相談の一部は、

①診療室に滅菌設備が施されておらず不安になったので、義歯への変更を交渉したところ、もう準備済みなのでいまから変更なら同じぐらいの費用が必要と言われた。

②街のクリニックでインプラント治療を受けたが、1ヶ月後にゆるんできた。

③2本50万円という話だったのに、治療後に80万円も請求された。

というのがあるが、医療ジャーナリストの油井香代子さんは、99年3月発売の週刊『女性セブン』に寄せた連載記事で、「インプラントの技術は難しく、まともにできる人は日本中で1

千人程度。歯医者100人に一人しかいない」と指摘している。

インプラント治療がはじまったのが77年で、当時はほとんど知られていなかった。保険の差額徴収制度廃止の翌年で、儲かった制度に代わる金のなる木として、多くの歯医者がそれ行けとばかりに飛びついた。さらに『女性セブン』の記事によると、

――治療費を200万円払いインプラントにしたが手術に失敗。痛みがひどく、顎の骨が骨髄炎を起こしてボロボロになったケースもある。半年ほど入院生活を送ったが、医者が治療代を返そうとしないので、とうとう訴訟を起こした――とある。

「日本のインプラント治療は、世界のトップレベルから、一世代、二世代も遅れている」と感じているインプラント医も多いと聞くし、07年にはとうとう心配していた死亡事故が東京で起きてしまった。その医師は任意同行後、在宅起訴された。

歯医者仲間の話によると、この医院ではだんだんと医療常識から外れた治療をするようになってきていたようだ。

この事故以来、歯科のトラブルが報道されるようになり、世間一般に問題が認知されはじめたが、以前から死には至らないまでも事故と、それによる訴訟は増えていた。

『週刊ダイヤモンド』13年6月15日号、特集記事「歯医者の裏側」には、次のような記事が載っている。

——日本歯科医学会の調査によると、自分の診療所で行ったインプラント治療でトラブルの経験がある割合は60・8%にも上った。その内訳を見ると、インプラント周囲炎等、動揺、脱落など、土台部分のトラブルが多かった（中略）——。

さらに記事によると、絶対に起こしてはいけない重大なトラブルを経験した割合は24・5%もあり、神経まひ、上顎洞炎《じょうがくどうえん》のほか、上顎洞にインプラントが落下して後遺症を引き起こしたケースもある。

患者が高齢のため骨が薄いので、骨造成してから治療すべきなのに、そのままインプラントを埋め込んだりするケースや、薄い骨にインプラントを無理やり埋めた結果、顎の粘膜が破れて炎症を起こし、インプラントが顎洞内に落ちてしまうこともある。

骨を削る際、間違って神経を傷つけたり、インプラントを埋め込むとき神経を圧迫して神経をまひさせる。などなど、神経にかかわる事故も起きている。

なぜインプラント治療でトラブルが多発するのか。それには四つの原因が考えられる。

①手軽過ぎるメーカー主導の講習会
②標準治療の欠落による自己流の治療

③生存競争の激化による、未熟なインプラント医の増加
④患者の知識・認識不足

日本の歯科大学でインプラント教育が行われるようになったのは最近で、それ以前、歯医者たちは学会やメーカーの研修会で技術を学んできた。

そのため、先輩の技術や自己流の治療法を身につけてしまった者が多かったり、医学的根拠（エビデンス）によるインプラントの標準治療が確立されていないので、我流のいいかげんな治療がまかり通ったりしているのだろう。

インプラント・トラブルをはじめ、歯科医療訴訟の問題点のひとつが、**相談窓口が国民生活センターや消費生活センターだけで、日本歯科医師会に苦情相談窓口がないこと**である。これだけトラブルが増えているのだから、医師会は誠意をもって相談に乗るべきだ。

歯医者を信じる芸能人たち

芸能人を中心に、インプラントにする歌手やタレント、俳優、落語家、アナウンサーなどは数多い。彼等は「入れ歯では歌えない、話しづらい」と言う。

インプラントにした一人に歌手の都はるみがいる。

演歌好きな私は、彼女がデビューしたときからの大ファンで、『アンコ椿は恋の花』『涙の連

絡船』『好きになった人』などは大好きだった。

彼女がインプラントにしたのは20年以上前のことで、何本ものインプラントを埋め込んだというが、デビューしたてから彼女を応援していた私は心配になってしまった。

なぜインプラントにしたのかと聞かれて、「取り外しの入れ歯（義歯）では歌えないので」と、ラジオで本人が語っているのを聞いたことがある。多額の金がかかったらしい。ところがその後、私の耳には明らかに歌に迫力がなくなったように聴こえたが、それは彼女の年齢のせいだろうか。そして、しばしば体調を崩しずっと病気がちで、一時は引退を宣言して歌うのをやめている。

だが、歌を忘れたカナリヤは復帰して復活コンサートも行ったが、覇気がなく、まったく声が出ていないように感じた。気管と喉を病んでいたそうである。あの声、あの関節の動きでは、もしかしたら耳や目も悪くなっているのでは、と心配してしまう。

インプラントが全身に与える悪影響のひとつに、関節の動きを悪化させることがある。

私が尊敬している作家・坂口安吾の本に、「人間、精神、根性などと云うが、肉体を馬鹿にしちゃいけない」とある。まさにその通りである。

都はるみ自身、そしてインプラントを施した歯医者も、声が出なくなった原因のひとつに「インプラントが関係しているのでは」と考えないのだろうか。腕のいい歯医者にそれなりの義歯を入れてもらうか、取り外しの歯でも作ってもらい、きちっと装着していれば、あの程度なら歌えたと思ってしまうのは勝手な推測だろうか。そうしていれば、もっと動けて、声も出て、肺や喉を病むこともなく、快食、快眠だったような気がする。

歯は抜いたら二度と生えてこないのだから、「いまのうち、まだ骨のあるうちに抜きましょう」「抜かないとがんになりますよ」「いまのうちに抜かないとひどい目にあいますよ」などというささやきにのって、かんたんに一生モノの歯を抜いてはならない。

テレビで彼女の歌う姿を見るたびに、胸が痛む今日このごろである。

もうひとり気になっていた芸能人がいた。立川談志だ。

この天才落語家は2011年喉頭がんで亡くなったが、自分はかなりのインプラントを埋めている、と自身のエッセイに書いている。

ある医者は「噺家なんだから、歯なんかなくてもいいんだ。危険だからやめろ」と言い、別の歯医者は「それは古い、インプラントはいまや自分の歯だ。快適に話せるし、食べられる」と言ったそうで、談志は後者の方を選んでインプラントを埋めてしまった。しかし彼の場合も、腕のいい名医に精巧な入れ歯を装着してもらえば十分に話せたはずである。

それに彼は、本来ならばインプラント治療ができない糖尿病患者だった。その歯医者は、**成**

人病、糖尿病、高血圧、歯周病、70歳以上の老人にインプラント治療をしてはいけないと知っているはずである。なぜならば、これらの疾患にかかると酸素不足になり手術が危険だからである。なのに、なぜ手術をしたのだろう。

立川談志は、1997年に喉の具合がおかしく手術したところ、がんもどきだったが11年後の2008年に喉頭がんにかかって声が出にくくなり、それ以来ほとんど高座には上がらなくなっていた。

顎の骨の奥深くに打ち込むインプラントが喉に大きな影響を与えないはずがなく、私は喉頭がんの発生にはインプラントが関わっているとにらんでいる。友人の医師は、「インプラントの発がん性、骨粗しょう症のリスクは否めない」と言う。

太く短く生きればいい、というならそれでいいだろう。談志は75歳で亡くなった。彼の他にもインプラントを埋め込んで、「生涯現役だ」と自慢している落語家が何人かいるが、果たして彼等がいつまで元気で噺しつづけられるか、注意深く見守っている。

ぼろ儲けの悪徳高等テクニック

ここで、某有名インプラント開業医が行っている悪質な高等テクニックを公開しよう。そのテクニックは、歯医者向けのインプラント治療のすすめを説く参考書の中に書かれていて、名の知られた医学書専門出版社から市販されている。

本の中で、まず彼は初めに、「とにかく大切なことは患者の信頼を得ることで、患者には明るく笑顔で接すること」と書いているが、これは素晴らしいことで歯医者の基本だ。

次に治療の基本術式を述べ、「歯を破折させないようになるべく小さく削れ」とあり、これもももっともだ。しかし、そのあと次のようにつづけている。

「ただ、最後のかぶせ物はなるべく良い材料を使用して、大きく、丈夫に作ることである」と、レントゲン写真やかぶせ物の写真もつけて説明している。一見正しい記述のように見えるが、これが曲者である。

結局は「柱を小さく作り、屋根（かぶせ物）を大きくかぶせろ」と言うわけだ。つまり柱＝歯を丈夫に作ると、もし破折したらすぐだめになってしまうから、それはまずいということである。しかし柱をいじらず、はまだいいが、問題は屋根（かぶせ物）を大きくしたら上が重くなって長く持つだろうか？

耐震構造と同じである。本来歯の治療では柱（歯）を丈夫に、ときには大きく作ることもあるが、屋根（かぶせ物）は必要最小限がベターなのだ。子どもにもわかる理屈だろう。

ところが屋根（かぶせ物）を大きくすれば、いずれ柱（歯）は徐々に崩れ（朽ち）てくるか、揺れて抜けるが、実はそれが彼の狙いである。そして驚くことに、「柱（歯）がだめになったところで、自然な形でインプラントをすすめなさい」と解説している。

要するに、すぐ歯をだめにしないで、徐々に弱らせてインプラントへ導いて行け、と教えているのだ。まさに「未必の故意」。いずれ歯を抜く行為への示唆である。言うならば、そのための周到な「信頼関係」だった。

さらには、インプラントの勉強、治療技術を日々しっかり修練しておけと繰り返し語っていて、ハッキリ言えば、彼が説いているのはインプラント患者予備軍の作り方である。

まず患者の信頼を得る、そしていずれだめになる治療をしておく、歯がだめになったら最後にインプラントに誘導する……というぼろ儲けの算段である。虫歯や歯周病ではまず死なないから、歯をうまく抜いた歯医者の方が勝ちで、まさにインプラントに誘導する高等テクニックだった。

ちなみに、この場合の柱（歯）をコアと呼び、メタルやグラスファイバー、プラスチックを使うが、手間と時間がかかる。しかし、その治療技術は保険ではほとんど評価されていないのが現実である。

インプラント治療の落とし穴

①噛み過ぎるマイナス

インプラントの落とし穴のひとつは、噛み過ぎることにある。

「顎の骨にしっかり固定するのでぐらつかず、自分の歯のような感覚で噛めます」というのがインプラントをすすめる歯医者の常套句だ。確かに、顎骨から脱落しなければしっかりとは噛める。だが、その〝しっかり噛める〟が問題なのだ。しっかりを通り越して過剰になってしまう。つまり、強く噛み合わせ過ぎる「くいしばり」による悪影響が全身に及ぶ危険性が高いのである。

私の診療所に駆け込んでくる「インプラント難民」の歯は、**インプラントの強い衝撃で傷んでいるケースが多い。しっかり噛めることが仇となり、無意識のうちに強い力で食べ物を噛み過ぎているからだ。**たとえて言えば、インプラントはリンゴも噛めるが、セメント玉も噛めるのである。

人が咀嚼《そしゃく》するとき、1本の大臼歯には1回50〜60kgという大きな力がかかっているが、インプラントの力はそれよりも強い。私たちは1日に1000回以上噛むとされ、1年間で36万5000回も噛んでいる。

インプラントと噛み合う向かいの歯は、噛むたびに強い衝撃にさらされる。その結果、時間が経つにつれ傷んで破折や欠損が生じる。あるいは、ぐらついてくる。

対面の歯だけではない。インプラント歯は噛む力が突出して強いので、残っている隣の歯もその影響を受けてゆるんでくる。他の歯に負担を与えてしまうのだ。上下28本、歯全体で嚙む力のバランスが壊れてきて、嚙み合わせも微妙に狂ってくる。

「過ぎたるは及ばざるが如し」と言うが、過ぎたるはインプラント歯の嚙む力である。嚙むことは健康のためのウォーキングだが、ウォーキングもやり過ぎると脚を痛めてしまう。

「自分自身の歯」は偉大だ。嚙み締め過ぎる力と衝撃を歯と顎骨の間にある歯根膜が吸収し、和らげてくれているのだから。

スポーツ選手や腰を痛める人は自分の歯を持っていない人が多い。嚙み締める力が強いからだ。ちなみに、あの偉大な王貞治選手の歯は嚙み締め過ぎでガタガタだったが、すべて自分の歯である。

さらには、「手術したその日に嚙める」と言う医師はニセモノである。インプラントを埋めたあと下顎で2ヶ月、上顎は3ヶ月間と、骨とインプラントが結合するためにはかなりの時間がいるからである。「今日の夜はおいしく嚙めますよ」とささやいて、即日手術をすすめる歯医者にだまされてはいけない。

坂口安吾は言っている。「学問とは限度の発見である。それがわからなければ学問をしても無駄だ。知識がいくらあっても駄目なのだ。限度の発見ができなければ学問をしても無意味なのである」

人間、限度を知ることが大事だ。歯医者も患者も限度を知らなければいけない。

②果たして一生持つのか?

インプラントの売り文句のひとつに**「一生持ちますよ」というのがあり、信じる人も多いだろうが、それは嘘である。**

医師の腕が良く、インプラント本体がしっかり固定されたとしても、口の中をきれいにしておかないと、インプラントを覆う歯肉が歯周病に冒され炎症が起きてしまう。菌はインプラントを埋め込んだ顎骨にまで入り込んで、インプラントを支える骨が侵食されてゆるみ、本体が抜けてしまう。

だから、術後毎日の歯磨き・ケアが必要になってきて、ケアを怠ると最悪の場合天然の歯より早く抜けてしまう。ところが、インプラントにするとさまざまな要因で歯周病の自覚・発見が遅れ、症状がどんどん悪化してしまう場合もある。

インプラント治療が本格的に行われてからまだ日が浅い。どのくらい持つのか歯医者にさえわかっていないのが正直なところだろう。さらにはこの歯医者過剰の時代、手術をした歯医者がつぶれたり、歳をとって廃業したりしない保証はどこにもない。

もうひとつ、重大な落とし穴がある。

インプラント内部には小さなネジなどの部品があって、もしこの部品供給が止まったらどうなるか。インプラント本体にトラブルが起きた場合、部品を交換しようとしても在庫がない。メーカーの倒産や製造中止、輸入中止などの非常事態が起きる不安もある。

インプラント・メーカーの数は多いが世界的統一基準がなく、各社数年ごとに改良した製品を出しているのが実情だ。ネジなどの部品は同じメーカーの製品でさえ共通性がなく、インプラントが一生持つかどうか以前の問題である。

インプラントは嚙むことで本体内部に疲労が溜まっていくから、物理的にもいずれは故障するのは避けられず、一生持つなどと信じない方が賢明だ。

また、インプラント医のホームページには必ず保証期間が告知してある。1本7万円の激安インプラントでさえ「3年は保証します」などと謳っているが、注意した方がいい。無料保証は術後の数年間が常識で、10年も保証するところはまずない。患者には永久保証が理想だが、そのようなことはあり得ない話だ。

さらに、インプラント治療後にはメンテナンスが必要になる。メンテナンスは通常年に2回から3回だが、高齢者は月に1回という医院もあり、このメンテナンスでも歯医者はぼろ儲けしている。

メンテナンスでは、CTかレントゲン撮影でインプラントの状態確認をし、口の中の掃除とブラッシング指導を行うのだが、このメンテナンス料金を2万〜4万円取られる場合もある。ところが、その原価はレントゲンが1枚50円程度。口の掃除は歯科衛生士に任せるが、これも原価ゼロ。しかも短時間でできるから、インプラント歯医者は笑いが止まらない。

③クッションの歯根膜がない問題

歯は繊細な感覚器であり、インプラントはクッションのない椅子である。

インプラントの重大な欠陥は、歯根膜がないうえ、作れないことである。大学で研究中だが現在のところ開発されておらず、むずかしいようだ。

人間の体は膜だらけで、腹には腹膜、胸には胸膜、頭にはくも膜、脳には髄膜、骨には骨膜、鼻には粘膜、耳には鼓膜、目の網膜、歯には歯根膜、子宮には処女膜と、全身至る所に膜がある。「人間とは膜である」と言ってもいいだろう。

歯根膜は骨に埋まっている偉大な感覚器で、歯と顎骨の間のクッション機能を持ち、その組織は強靭繊細でセンサーの働きをしている。厚さは0・2から0・3ミリ。歯根膜は快感、不快感、危険信号の察知まで行い、微妙かつ複雑に信号を送ってくれているのだ。しかも再生力があるのだから素晴らしい。

食べ物を噛んだときの衝撃や圧力を受け止める役目をし、衝撃や圧力は歯根膜を通じて脳や全身に伝わる。歯ごたえや歯ざわりという感覚は、歯根膜がなかったらわからない。

さらに歯根膜は耳・目・鼻・頭・背骨にもつながっている。脳に噛みごろを伝えるセンサーであり、歯と歯肉を付着させている強力な結合組織でもある。

だが、インプラントは骨に埋め込んだ入れ歯だから歯根膜がない。これが非常に大きな問題なのである。歯根膜がないとどうなるか。噛み過ぎるのだ。

歯ごたえや歯ざわりだけでなく、噛む力加減がわからないので、必要以上の力で噛み、結果、脳に大きな衝撃を与えてしまう。長い間には脳が疲労してくる。もちろん、インプラント以外の歯や、歯が埋まっている顎の骨、全身にも悪影響があるだろう。

高齢女性の多くが悩む生活習慣病に膝の痛みがあるが、これは骨と骨の間でクッションの働きをしている骨膜が減った結果起きる現象で、いかにクッションが大切かわかる。歯根膜がないインプラントは、素足で靴を履いているようなものだ。

それでもあなたは、「自分の歯と同じですよ」という言葉を信じるだろうか。

五章　それでも私は歯を残す

健康を支えている素晴らしい歯の働き

ドイツの宗教改革者マルティン・ルターの言葉に、「もし、明日世界が滅びようとも、今日わたしはリンゴの木を植える」というものがあるが、私は歯医者として、「それでも私は歯を残す」と叫びつづけている。

もし歯がなかったら、おいしいリンゴを食べることもできない。歯があってこそ食べ物を味わう喜びがあり、噛むことで活力が生まれ、脳に刺激を与えて元気でいられる。長寿姉妹のきんさんぎんさんは歯がなくても長生きで元気だったが、やはり、歯がないよりはあった方が人生が楽しくなる。

だが、多くの人は「歯では死なない」と歯を軽く考えている。

歯は素晴らしい感知センサーで食べ物を認識して脳に伝達するが、インプラントをはじめ入れ歯には、このような感覚は備わっていない。だから、入れ歯が増えるほど味気ない食事になってしまう。自分の歯に勝《まさ》るものはないのである。

医学の進歩の結果、歯には素晴らしい働きがあることがわかってきた。

歯には食べ物を噛みくだき唾液と混ぜる以外に、脳の血液循環を活発にする働きもある。顎を動かして噛むたびに、新鮮な血が脳に供給されていく。脳内の血液循環が良ければ、脳細胞すべてに栄養が行きわたる。結果、全身の働きを制御する神経が活発に活動し、体にはいい影響が生まれる。さらには、よく噛むことで唾液の分泌が豊かになり、分泌液に含まれる若返りホルモンが出て、アンチエイジングに役立つという研究結果も発表されている。唾液は口の中をきれいにする素晴らしい消毒液でもある。

ガムを噛むと眠気防止になる。高速道路を運転するドライバーがよく噛んでいるが、眠気が覚めるのは噛むことで新鮮な酸素が送られ、脳が活性化するからだろう。脳の血のめぐりが良くなり、脳が活性化すれば認知症予防にもなり、噛むことで表情も豊かになる。

また、頭痛の70％以上はくいしばりによる筋肉緊張が原因である。悪い噛み合わせが頭痛を起こすということがわかってきたし、「難聴」や「視力の低下」にも歯が関係するという。

もしかすると、いままで「原因不明」とされていた多くの国民病、「頭痛」「肩こり」「腰痛」「アトピー」といった病が歯と関係しているとして、いずれ因果関係が解明される日が来るかもしれない。

歯は単なる咀嚼器官ではなく、健康や生体メカニズムに大きな影響を持つ臓器である。その大切な臓器である歯を失わないためにも、毎日の丁寧なブラッシングが大事だ。楽しい食事も自分の歯があってこそ。私たちは歯を他の臓器に比べて軽視しがちだが、かけがえのない大事な存在であることをもう一度再認識してほしい。

私は歯を大切にしろとは言っているが、インプラント事故以外「歯では死なない」と考えている。柔らかいものなら歯がなくても何とか顎を動かせば食べられる。

だが、それでは人生つまらない。快食して、精力を維持して、口を開けて笑えないと味気ない人生になってしまう。だから、かんたんに歯を抜いてはならないし、インプラント治療に命を賭けてほしくないのである。

命を賭けて高い金を取られるのは、愚の骨頂というものだ。

平安時代から続く日本の歯科医療の歴史

平安時代からはじまる日本の歯科医療の歴史は抜歯と入れ歯が主流で、この歴史は現代にも受け継がれ、いまでも多くの歯が抜かれつづけている。

その背景には「抜く、削る、詰める」しかなかった歯科技術の未発達と、「保険の保存治療報酬は安い」というゆがみがあったが、最近は「残す技術がない歯医者」「残さずに稼ぐ歯医者」の増加で、よけい問題が複雑になっている。

昔から、虫歯、歯周病になったら悪化しないうちに早めに抜く方がいい、という治療が信じられていて、それが盛んに歯を抜いた理由のひとつでもある。

かつて歯科医療の治療法は未熟で、虫歯・歯槽膿漏と言えば抜くしかなかったが、最近では治療法が発達して、虫歯であってもできる限り自分の歯を温存する……これが歯科治療の新しい常識になってきている。

数年前までの虫歯に対する厚労省の考えは、「虫歯はすべて見逃さず、治療していく」だったが、現在は「場合によっては予防処置と、ブラッシング指導に努める」という方向に変わってきてはいる。しかし、こうした時代の流れに背を向けて、すぐ削る、抜く歯医者が相変わらずあとを絶たない。

歯の治療と言えば、命に影響はないからとつい放っておいて、痛み出してからあわてて歯医者に駆け込む。そして、とにかく痛みを止めてくれと応急処置をたのむ。結果、歯医者の話術にだまされて神経を抜かれたり、削られたり、果ては抜歯されて口の中は義歯と詰め物だらけになってしまった、という人も多いだろう。

だが、軽い初期の虫歯なのに、削ったり、抜いたりする治療が行われてきたのには歯医者の裏事情がある。日本の保険診療報酬では「削る」「抜く」といった処置は保険点数が高く、歯医者にはおいしい治療だからだ。

反面、歯の中の歯髄（神経）に入り込んだ虫歯をきれいにし、消毒し、蓋をする保存治療は手間がかかるのに保険点数が低い。歯を残す保存治療は正直儲からない。それは「削る」「抜く」以外の診療報酬は非常に安く設定されているからである。

学生時代「歯を抜くことは歯医者の敗北である」と教えられた私は、歯を残すことを終生のテーマとしてきた。

大学で6年間学んだあと、さらに「保存学」を究めたく、大学院で4年間歯内療法学を研究したが、その動機は「歯を抜かない歯医者になる」ことだった。歯を抜くことは歯医者として恥ずかしいことであり、プロとして負けである。だから人知れず歯をくいしばり、インプラントの誘惑に転ばず、歯を残す努力をしてきた。

「ああ、こんな努力をしても割に合わない。変な意地は捨てて、いっそ抜いてしまったらどんなに楽だろう……」と思ったことは数限りない。

だが、そんな私の背中を押してきたのは、わずかばかりのプロ意識である。「たとえ歯内治療をする歯医者がひとりになったとしても、自分は歯を残しつづける」という意地だけが、今日も保存治療に疲れて倒れそうな私を支えている。

多くの歯医者は効率最優先

歯科の患者は、医科と比べて他の病院へ移る率が高いと言われている。

それは患者のおまかせ主義や違和感があっても口に出せない立場の弱さ、患者の無知、インプラントなど強引な高額治療の売り込み、治療結果の責任回避といった結果だろう。患者の弱さにつけ込んで、儲かる治療へと誘導する効率優先の歯医者が増えているのが現実で、それが最近の歯科ショッピング難民を生んでいる。

その原因は、何度も書いてきたが保険診療費の低さにもある。だから多くの歯医者は自由診療の高額なインプラントや審美治療（ホワイトニング）、歯並び矯正などに走ったり、歯を残すという手間のかかるむずかしい治療をしないで歯を抜いたりしてしまう。

たとえばホワイトニングの場合、1万円の格安料金を餌に客を集め、オールセラミック（歯を削って白いセラミックのかぶせ物をする）などの高額治療に誘導していく。歯医者の損益計算は、治療にかかった時間と治療代のバランスなのだ。

歯医者は患者が口を開けてナンボの商売で、初診料が2340円、レントゲンで患部の歯1本を撮ると1枚480円。初診で大小1枚ずつの写真を撮れば4000円になる。

ちなみに、3・11以来、レントゲン撮影の被曝を心配する人が多いが、CTはともかく、通常の歯科のレントゲンは外で日常的に浴びている放射線量と変わらない。

抜歯せずに歯を残す根管治療や、歯内治療は作業がむずかしく時間がかかり、効率を考えると割に合わない。それに比べて抜歯は1回の作業ですむから、かんたんに歯が抜かれてしまう。保険診療では効率が勝負。治療の一つひとつに点数が決められていて、日本中どこでも同じ。

歯医者によって違うということはなく、歯医者は1ヶ月ごとに診療請求書をまとめて、「社会保険診療報酬支払い基金」に請求していく。

保険診療で初診の軽い虫歯や歯周病、定期検査で4人、自由診療の患者が6人来てくれれば十分儲かるわけだが、いつもそうとはいかないし、10人が保険診療という日も多い。歯医者商売も、月のうち何日かは悪天候で客足が落ちる飲食店と同じである。保険診療だと時間をかけていい仕事をしても、適当に手抜きをしても同じ料金で、患者には治療のレベルはわからない。腕の良し悪しにも関係なく同じ料金なのだ。

後日、ゆるんだり、抜けたり、痛み出したりして手抜き治療がバレたら、そのときは「思った以上に進行していましたね。さらにいい治療をしましょう」と手抜きを誤魔化せばいいわけである。

腕が決め手の根管治療

歯医者の腕がハッキリわかるのが歯内治療である。歯の内側には根管という細い管があり、神経や血管が走っていて、これを歯髄と呼んでいる。

根管治療とは、虫歯菌に侵されて傷んだ歯髄を取り除き、根管を広げ、きれいにして充塡剤を入れてふさぐ治療法である。歯を抜かず、患部だけを取り除いて歯の組織は残すので患部も

図6　歯の構造（虫歯菌に冒された場合）

象牙質を削って、上から根管に0.1ミリぐらいの針を入れて治療する

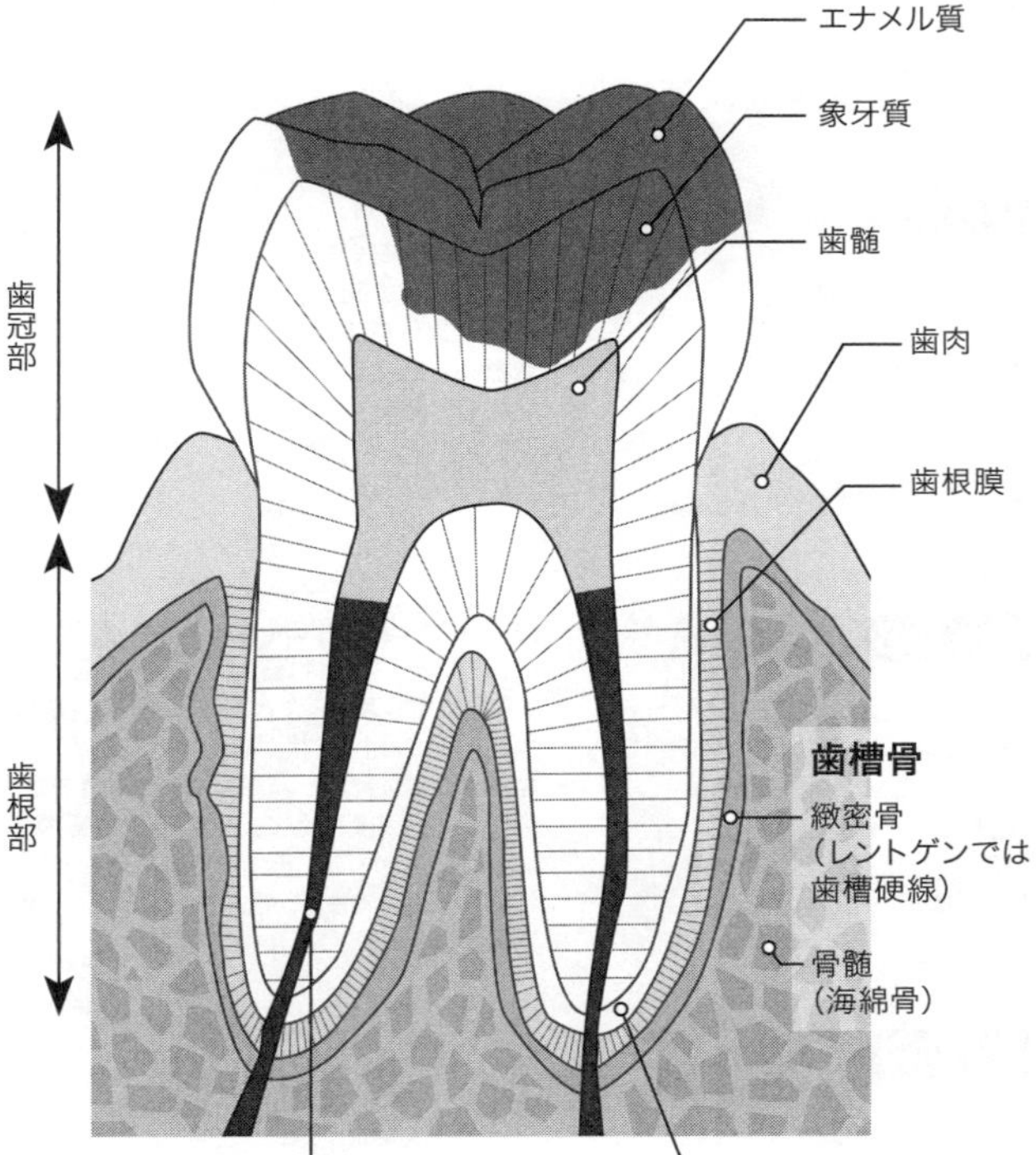

図7　虫歯の進行と自覚症状

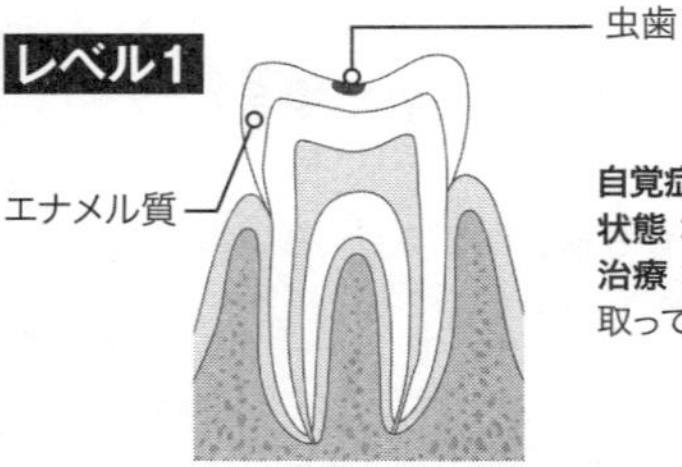

自覚症状：痛みなし
状態：エナメル質に限局した虫歯
治療：神経を保存して、虫歯の部分だけを取って充填する。麻酔しなくても痛くない

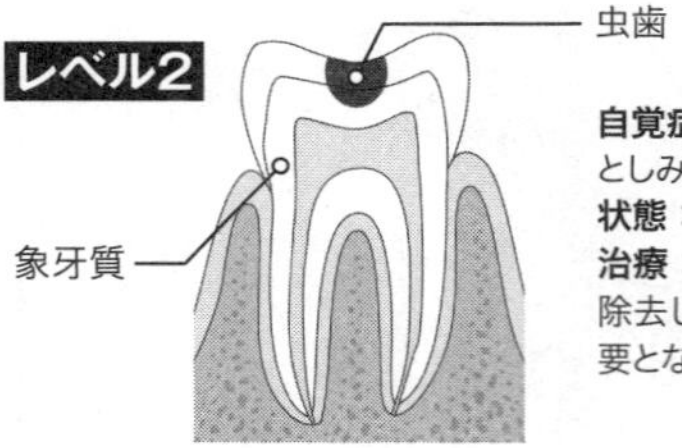

自覚症状：甘いもの、冷たいものを食べるとしみることがある
状態：象牙質まで広がった虫歯
治療：神経を保存して、虫歯の部分だけを除去して充填する。治療のときに麻酔が必要となる

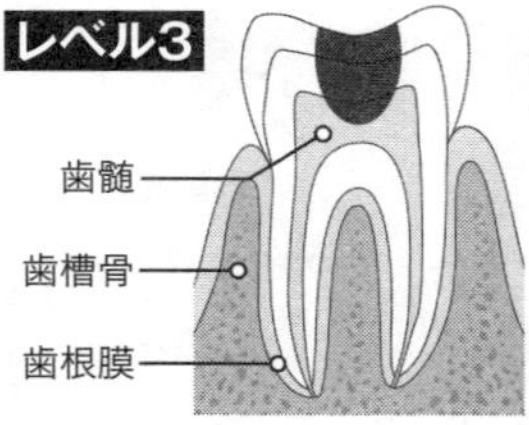

自覚症状：熱いものを食べるとしみて、冷たいものを口に入れると直る。その後、何もしなくてもズキズキと痛み、噛んでも痛くない。その後、病状が進むと、痛みがなくなるが、噛むと痛くなる。この段階では、歯髄が壊死を起こして、根尖部から歯根膜に炎症が広がっている
状態：歯髄まで虫歯が広がり、歯髄炎を発症
治療：神経を取り、かぶせる

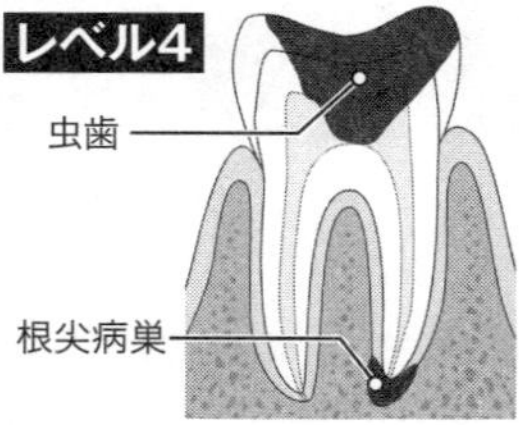

自覚症状：食べ物が詰まる。痛みはないが、食べ物が歯髄腔に詰まると、痛んで歯肉が腫れてくる
状態：歯冠部が崩壊している
治療：抜歯することも多いが、エナメル質の残存量によっては、根管治療でかぶせる

なくなり、骨が再生して歯として使用できる。

根管は歯内とも呼び、私たちは歯内治療とも言っているが、この治療が非常にむずかしく時間がかかるので、技術のない歯医者には手が出せない。当然、効率重視の儲け主義歯医者はやらない治療法でもある。

虫歯によって歯髄が炎症を起こすと、歯髄炎によって激しく痛み出す。さらに炎症が進行すれば歯髄が壊死して歯内にガスが発生する。

歯髄は硬い象牙質で守られているので、ガスの圧力でズキズキと痛みはじめる。膿やガスは何とかして外に出ようと骨を破る。結果、骨が破壊され歯に空洞が生まれるわけだ。痛みをがまんしたままでいると、やがて歯が溶けていき、歯を支える骨も溶けていく。こうなったら抜歯するのが手っ取り早く、昔はこれが当たり前の治療法だった。

だが、腕のいい歯医者は抜歯せず根管治療を選ぶ。私もそのひとりだが、これが口で言うほどそうかんたんではない。

小さな歯の内部に迷路のように走る狭い根管が相手なので、侵食された歯髄を完全に除去するのは容易ではない。神経をすり減らす、手間のかかる治療法である。

治療はリーマーという針のような細い器具で、患部の膿や汚染された神経を取り除きながら直径0・05ミリから0・1ミリ単位で根管を広げていく。その後、根管の内部を消毒殺菌し、樹脂の一種であるガッターパーチャポイントなどの充填剤で埋める。

この根管の洗浄、消毒を根管治療と呼び、歯の中に詰め物をして歯根膜や骨の血液、組織液の循環液を正常に戻していく。人間の生理に合わせた方法で、この治療法（歯を抜かない）は高度の技術がいる。抜歯やインプラントは医者も行えるが、歯内治療だけは歯科独自の専門分野である。

問題はこの歯内治療ができなかったり、文字通り「シナイ＝やらない」歯医者が増えていることで、歯医者のプライド、誇りを捨てている者が多く残念でならない。

私は、破折、ひび、亀裂を治すため優れた接着力を持つスーパーボンドという薬剤を駆使し、独自の治療法を編み出している。


この歯内治療は、虫歯がかなりすすんで腐食が歯髄まで届いているようなときに使う技術だが、歯医者なら丁寧に施術すればできるはずだ。苦労の多い高度なスキル（技術）だが、患者はいったい何をされているのかわかりにくい。何事も良いものは地味である。

その上、高い技術の歯内治療の方が抜歯よりも保険診療費が安い。だから、このむずかしく報われない治療をやる歯医者は少なくなっているのが現実である。

根管治療は抜かない治療の代表的な方法なので、もし、クリニックで「抜きましょう」と言

図8　歯の構造と歯を残す歯内治療

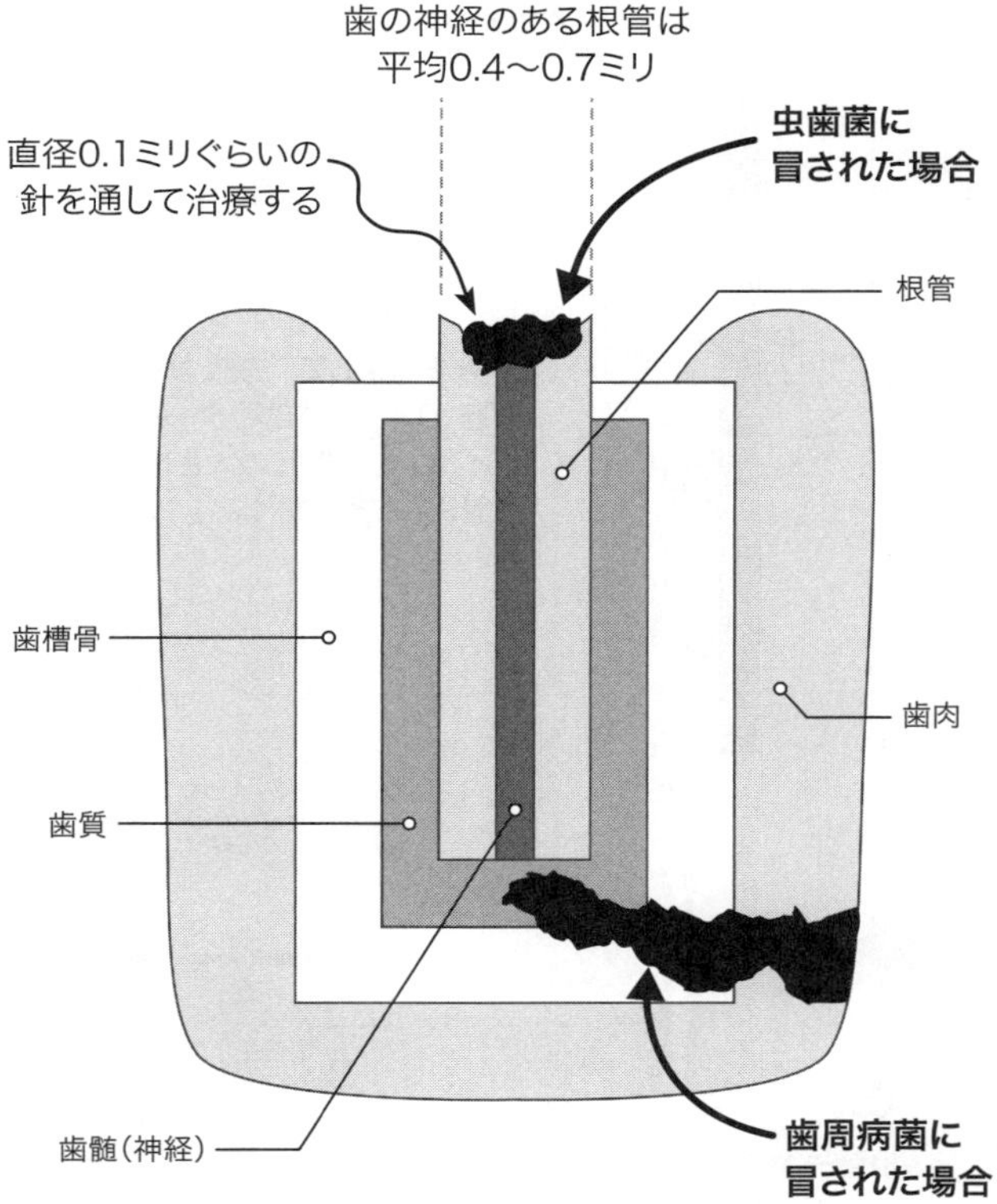

歯周病菌(嫌気性菌)は酸素を嫌い、
歯(歯槽骨)を腐食して歯髄を冒していく

虫歯菌(好気性菌)は酸素を好み、
歯のエナメル質を腐食して、歯髄を腐らせる

図9 根管充填

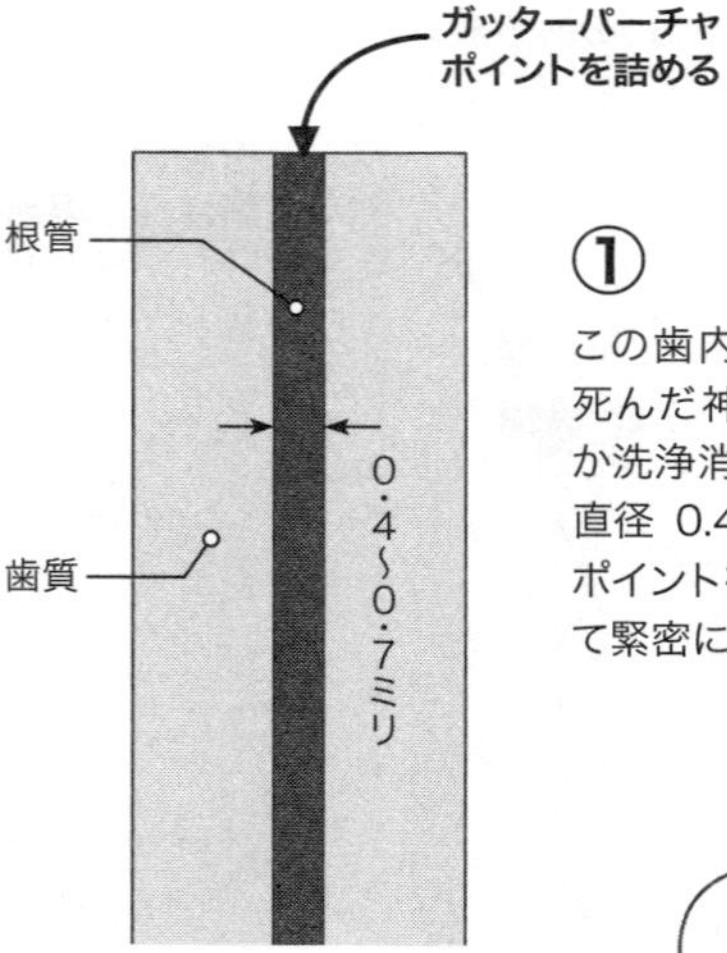

①

この歯内治療がもっとも厳しく、死んだ神経を取り、根管を何度か洗浄消毒して、神経の代わりに直径 0.4 ミリのガッターパーチャポイントを、根管の太さに合わせて緊密に詰めていく。

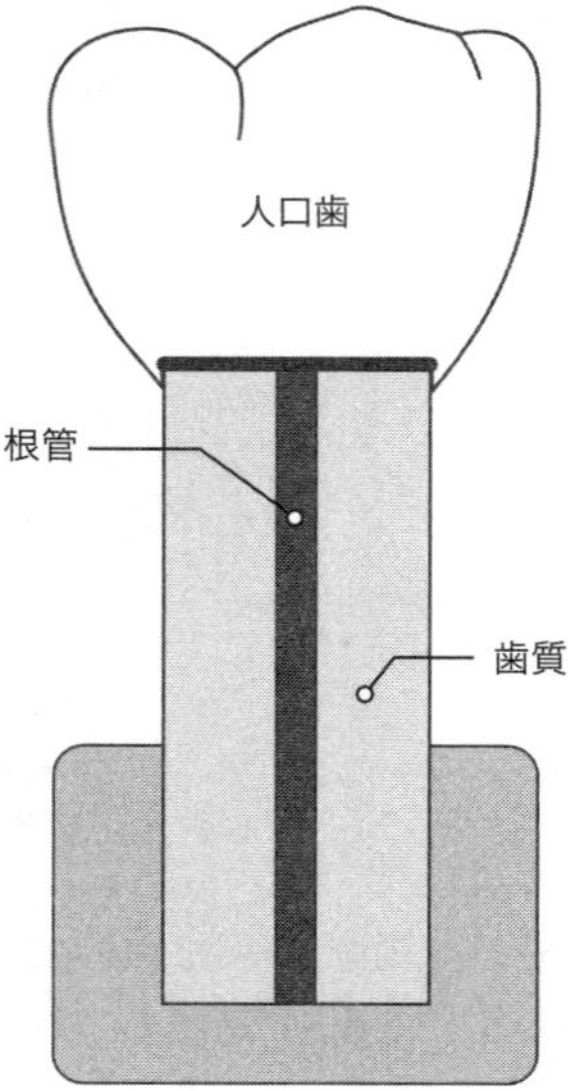

②

根管充填剤（ガッターパーチャポイント）を詰めた根管の上に歯を作っていく。

われたら、「先生、根管治療というのがあるって聞いたんですが……」と尋ねてみればいい。返事によってその歯医者の技量と志がわかるはずである。

歯科大学病院を過信し過ぎるな！

大学病院について少し触れてみたい。

歯科は「口腔外科」「保存科」「補綴科」「矯正科」「放射線科」の五つに分けられるが、このうち保存とは歯を抜かない治療のことで、「歯内」「歯周」「修復」のことである。補綴は「義歯」「ブリッジ（大きなかぶせ物）」「インプラント」で、矯正は歯並びのことである。

歯科大学病院の場合、これらの科の連携、連帯が極めて悪い。だから、患者はそれぞれの科をタライ回しにされる。さらには、後述のエピソード⑤のHさんのように、卒業して何年も経たない経験の浅い歯医者に治療されることもしばしば起こる。しかし、これはどこの大学病院でもあることで、大学病院を受診する以上残念ながら避けることはできない。

私が懸念するのは、患者が「大学病院で治療したのだから」と治療を過信したり、歯医者の方も「親方日の丸」的感覚で大学病院という名に甘えがちだったりすることだ。モルモットにされるとまでは言わないが、これに近いことが起きることもある。

大学病院はその構造・仕組みから（教育機関という立場もある）「木を見て森を見ず」のよう

な視野の狭い診療に陥りやすい。大学病院の価値は開業医ができないような専門性の高い治療をすることにあるが、逆にその閉鎖性・権威主義からプライドばかり高くて患者を見下したり、サービス精神が低かったりする歯医者がうじゃうじゃいるのも現実だ。

自分に合ったいい医療を受けるためには、やはり身近に自分と相性の良いかかりつけ医を持つことである。大学病院の設備や専門性が必要なときは、かかりつけ医から紹介してもらうのが望ましいだろう。逆に私の診療所には、大学病院から紹介されて来るセカンド・オピニオンの患者も多く、いまや「大学病院＝素晴らしい治療」の時代ではない。

削らず保存する、最新治療法

ここまでは抜かずに残す治療法について書いてきたが、最近続々と、削らない、抜かない、痛くない最新の保存治療法が生まれていることをお知らせしよう。

虫歯治療と言えば、キーンと鳴る心臓が止まりそうなドリルの音。この音が苦手なため、歯が痛み出すまで歯医者に行かない人も多いだろう。しかし、最近は歯の状態によっては削らず、痛みがない治療も増えている。

たとえば「削らない」治療のひとつ、「ドックベストセメント治療」は、セメントに含まれるイオンの殺菌力で虫歯を殺菌し、削らないので痛みがなく、神経を抜かずに治療できる。他にも、外科的保存治療には「歯牙移植」や「再植」という技術もある。

また、削らない治療法だけでなく「抜かない治療法」もあり、これは歯周病や歯の破折なども救う技術だ。これが外科手術も含め私の専門であり、特技である。

保存治療は、いままでは保険診療の範囲だったが、専門的な治療ということでいずれ自由診療になるだろうと言われている。

その代表的なものが「根管治療」である。保存治療にとって喜ばしく前向きなニュースで、歯の神経、歯根を治療するこの技術は非常に手間がかかってむずかしいので、自由診療になることは腕のいい歯医者には朗報だ。

しかし、そうは言っても、全額自己負担の自由診療だと通常の保険診療よりも費用がかかってしまう。場合によっては10万〜30万円以上かかる治療法もあるから、すべての人にはすすめられない。それでもいい治療が受けられるなら、という方には向いているかもしれないが。

日本は安全性を重視する国なので、自由診療で保険が利かないのは、その治療法の安全性と効果が確立していないということだから、新しい治療法には十分注意してほしい。

各治療法にはそれぞれ長所短所があるが、上手に利用すれば削らなくてすみ、高額なかぶせ物をしなければ数千円から2、3万円程度ですむだろう。

この他にも日々新しい技術が生まれてきているが、「あまりすすめられない」治療法もある

図10 最新の保存歯科治療

（基本的には自由診療だが、なかには保険で治療してくれる歯科もある）

●削らない

治療法	内容	メリット・デメリット	費用
カリソルブ	歯を削らず薬で虫歯を溶かし、専用の器具で削り取る。小さな穴の虫歯には適さない	削らないので痛みがなく、虫歯だけを除くことができる／治療に時間がかかる	2万〜4万円程度（詰め物がある場合）
ドックベストセメント治療	セメントに含まれる殺菌力で虫歯を殺菌する	3Mix法と同じで、手技3Mix法よりもかんたん／1年の経過観察後、正式な詰め物を入れるので時間がかかる	3000〜2万円前後（詰め物をしない場合）
3Mix法	3種類の抗菌剤で殺菌、無菌化したあとにかぶせ物をする	技術がむずかしく、失敗すると神経が死んでしまうことがある。薬物アレルギーのある人には不可。歯の色を変色させる欠点がある	2000〜2万円程度（詰め物をしない場合）
MTA治療	セメントの強アルカリによる殺菌力で虫歯を殺菌する	痛みもなく、神経に近い虫歯や歯根部の治療に有効	3000〜2万円前後（詰め物をしない場合）

●抜かない・移植

治療法	内容	メリット・デメリット	費用
根管治療	歯根内部を高度な手技で専門医が治療	正確な治療が可能で成功率が高い／この治療ができる医師が少ない	5万〜10万円程度（自由診療の場合）
歯牙移植	歯を抜いた場所に自分の親知らずを抜いて移植する	自分の歯なので、ブリッジやインプラントよりも噛みやすい／抜歯と移植を同時に行わないと保険適用にならない	3900円（保険診療の場合）
再植（歯根破折の場合）	歯根が割れた歯を抜いて、接着剤で破折部を修復したあと、再移植する	歯根が破折した歯でも維持することができる／治療に時間がかかる。歯医者によって技術が違う	1万〜5万円程度

ので、関心がある方は歯医者から十分な説明を受け、長所、短所を聞いて判断した方がいいだろう。

駆け込み寺診療エピソード③――入れ歯で耳が聞こえるようになった難聴女性

ではここで、実際に私が診た患者の具体例をお話ししよう。彼女の症例から、歯が他の生体メカニズムに関係しているのがおわかりいただけるだろう。

40代の女性Aさんは歯が右上下顎の14本しかなく、14年間そのままで、右半分の上下で何か食べてきたという。しかし、私の長い歯医者生活のなかで、右側だけで左半分すべてないという患者は初めてだった。私は左半分の義歯を作り、しばらくの間1ヶ月に1回は義歯の調整をした。すると3ヶ月後、彼女がこう言ったのである。

「先生、実は私、突発性難聴でここ1年ぐらい左耳が聞こえず、耳鼻科に診てもらっていました。しかし先日、耳鼻科の先生が、『左耳が聞こえてきている。何かあったのかい？』とおっしゃったのです。私はときどき整体に通っていて、行ったあとしばらくは少し音が聞こえるようになるんです。しかし義歯は音と関係ないと思い、耳鼻科の先生に義歯のことは話しませんでした」

私はいまでも、義歯を入れたことによって耳が聞こえるようになったのだと考えている。

「歯と耳と鼻と目はつながっている。上顎骨というのは頭の骨だからな。私たちも歯科の勉強をしないとね」と言ってくれる仲のいい医者もいる。

もうひとりの患者B子さんは、近眼がひどい20代の女性。

右目がかすみ、眼科に行ったが特別大きな異常はないと言われ、それでもと、別の眼科にセカンド・オピニオンを求めた。するとその眼科医が、Bさんに少し口臭があったせいか、「口を開けてみなさい」と言い、口の中を見て驚いたそうだ。

何と、彼女の歯のほとんどが褐色に溶けた虫歯だったからである。

私は根っこしかない左上奥の親知らずを抜き、半分は欠けている歯の治療をつづけた。すると、右目のかすみは親知らずを抜いた時点で治ったので、もしかすると歯が原因だったのかもしれないが、それは断定できない。

駆け込み寺診療エピソード④――「もう手遅れです」と歯を抜かれそうになった男性

「若いころ歯は丈夫だったので歯に関心がなく、歯磨きは夜寝る前に1回でした。そのせいで虫歯にかかったのでしょう。歯には大きな穴が開いていました」

と語るのは、東京在住50代の税理士Aさん。

Aさんは事務所の近くにある歯医者で治療を受けたが、歯周病は歯がぐらつくところまですんでいて、「奥歯の歯茎がかなり菌に侵食されているので、まずはレントゲンを撮って、歯を抜かなくてもいいかを調べましょう」ということになった。

ところがレントゲン撮影の結果、歯周辺の骨が腐りはじめていて、歯もかなり菌に侵されている。「もう手遅れですね。歯の根が腐って死んでいます。抜歯しましょう」と歯医者に告げられ、Aさんは抜くものと諦めていた。

応急措置として大きく開いた穴に詰め物をしてもらったのだが、治療が雑だったのか、治療の3日後詰め物が取れてしまった。歯医者にクレームをつけると、医師は「では、もう一度治療をしましょう」と言い、保険が利かない高額な自費払いなので20万円以上はかかると告げた。すっかり驚いたAさんが私の所に駆け込んで来たのは、その数日後である。

私の診断では、手間はかかるが丁寧な歯内治療をすれば歯を抜く必要はなく、歯肉を切開して手術すれば、骨も歯根膜も再生するから歯周病は治せるというものであった。

この雑な治療から2つのことが見えてくる。

ひとつは、神経が腐って死んだあとの治療は診療報酬が安いので、雑な歯内治療ですませた。

2つ目は、時間をかけて丁寧な治療をする技術（スキル）を持っていない。もちろん、抜歯の必要もなく、歯周病も完治できたはずなのに、だ。

Aさんがかかった歯周病について言えば、大手メーカー、ライオンの調査で歯周病患者は30代で80％、60代で90％というデータが発表されている。また、40代以降は歯周病が急速に悪化しやすいが、これは歯の表面や舌にこびりつくプラーク（食べ残し）を洗い流す唾液が加齢で減少するからである。

心ある歯医者なら、なるべく神経や歯を抜かない。虫歯なら最小限のみ歯を削り、詰め物をして虫歯を喰い止める。それが良心的な歯医者がとるべき治療法だ。個人差はあるが、いまは歯磨きが習慣化したので、若いうちは歯周病は急速に悪化しない。しかし、歯周病は元々慢性病である。

だから、毎日の歯磨きと半年に1回の歯医者でのケアをおすすめする。なかには売り上げのため毎月のケアをすすめる歯医者もいるが、そこまでの必要はない。

駆け込み寺診療エピソード⑤―ある患者が体験した、大学病院の恐ろしい実態

ここまでさまざまな説明をしてきたが、「百聞は一見にしかず」なので、大学病院・開業医の治療・応対に絶望して私の所に駆け込んで来たHさん（男性・53歳）の体験談を読んでいただきたい。彼が語った内容を私が文章化したものである。

――私がその大学病院に行ったのは、前歯の1本が欠けたからです。

沖縄によく行き、黒砂糖好きだった私はときどき食べていたのですが、ある日、何気なく前歯でかじったところ、バリッ！　と音がして前歯の1本が3分の2ぐらい欠けてしまったのです。黒砂糖は硬いのですが、まさか歯が欠けるとは思いませんでした。口を開けると欠けた歯が丸見えなので、30年ぶりに歯医者へ行ったわけです。

どうせなら大学病院がいいのでは……と軽い気持ちでネットで調べ、自宅から1時間半かけてT歯科大学付属病院へ行きました。

病院は4階が一般診療科で、広いフロアは小さくブースで仕切られ多くの患者が治療を受けていました。私の担当は30代前半の若い女医さんでしたが、若いので「大丈夫かな……」と、少し不安になりました。

その日は欠けた前歯の歯型を採り、仮歯をかぶせてもらい、2週間後にはでき上がった義歯の調整、さらに1週間後に本歯を装着してもらいました。

そこまで治療が順調にすすんだので、私は前から少しうずいていた歯の相談をしました。

30年前に虫歯で神経を抜き、ほとんど削って歯根以外は残っていない左下の歯2本について、「先生、痛みを止めて、ついでにブリッジにしてもらえませんか」と頼んだのです。

すると女医さんは、「歯のうずきは鎮めましょう。ただ、この状態ではブリッジはむずかしいので、治療が終わったらインプラント科で相談してください」と言われました。

その日はそれで終わり、後日、あらためて歯のうずきを止める治療を受けたのですが、ここからが驚きでした。女医さんは歯をいじっていましたが、いじり過ぎたのでしょうか、さらに前より痛み出したのです。

「先生、痛いんですが」と告げると彼女はあせり、治療実習で私のまわりを囲んでいた3人の歯学部学生に「この場合、G先生はどうしてた？」と小さな声で尋ね、生徒が「×××でやっていましたよ」と教えたのです。

このやり取りを聞いてしまった私は驚き、青くなりました。先生が治療法を生徒に聞いている……信じられません。しかし、考えてみれば彼女はまだ若く、T歯科大学を卒業してから4、5年しか経っていないようにも思えます。

経験不足の彼女にとって、私は腕を磨くためのモルモットのようなものでした。口の中をいじり回された末、生徒に聞いた治療法のお陰でやっと痛みを止めてもらった私は、必死の思いで彼女のブースから脱出したのです。

そして、「6階のインプラント科に連絡しておきましたから、必ず行ってくださいね」という女医さんの声を背中で聞きながら、「インプラント科？」と、半信半疑に思いつつも私は6

階へ向かいました。

6階でエレベーターを降りて廊下の先を見ると、奥の方に細長い折りたたみ式の簡易机が置いてあり、その前に白衣を着た男性が座っています。

彼は私を見ると「いらっしゃい。Hさんですね。今日は検査日の予約をしましょうね」と立て板に水を流すような馴れたセールストークで、一方的にしゃべりはじめました。

説明のほとんどは金銭的なもので、「インプラント治療は1本60万円です。Hさんは該当する歯が2本ですね」と、頭から、まるで私がインプラントを打つのを決めているような口調でした。

印象的だったのは、彼は品位がなく、とても医療関係者には思えなかったことです。まるで、高額な不動産を下見に来た客を前にして、何とか買わせようと説得に懸命な不動産セールスマンそっくりでした。あの早口で一方的な説明をされたら、高齢者は判断する間もなく彼のペースに巻き込まれてしまうでしょう。私は呆れ、インプラントを断わりました。

これが、私が体験したT歯科大学付属病院の実態ですが、たまたま未熟な医師に当たってしまった私の運がなかっただけでしょうか。

この悪夢のような体験のあと、私は左下の歯に何とか義歯かブリッジを入れようと、知人に教えてもらった自宅から一駅のC歯科医院を訪ねました。

ここは院長が73歳のベテランで、この場所で長年開業して良心的な治療をすると言われるクリニックでした。しかし残念ながら、院長は高齢なのでほとんど患者を診ることはなく、朝夕クリニックに顔を出すだけです。

私を担当したのは40代半ばのまだ若いアルバイト歯医者で、週3日勤務とかでした。私は彼に、「大学病院でインプラントをすすめられたが、怖いので義歯かブリッジにしてください」と言いました。

すると彼は、「この歯は、歯根が歯茎に埋没して残っているだけなので、義歯やブリッジはとても無理ですよ。インプラントは安全なので安心してください。私は何人も手術をしていますから、ぜひどうですか？」と笑顔ですすめてきたのでした。

この医院は院長が高齢のため現場に立たなくなり、アルバイト医に儲かる治療を奨励するクリニックに変わっていたのです。良心的な医院というのは昔の話でした。

私はがっかりして、「ああ、ここも同じだ。他を探してみよう」とC医院を去りました。

そして3ヶ月後、T歯科大学付属病院で女医さんに入れてもらった前歯がぽろっと取れ、ネットで見つけたサイトウ歯科医院に駆け込んだのでした。

いったい、あの大学病院の治療は何だったのでしょうか。口の中をいじり回し、わからなくなれば実習生に治療法を聞く。患者を不安にさせたあげく、欠陥治療をし、保存治療を回避して高額なインプラントに誘導する。

これが、私が体験した大学病院の診療の実態です――。

六章　誰も言わなかった、良い歯医者の見分け方、上手なかかり方

「渡る世間はダメ歯医者ばかり」が現実

「患者が歯医者の言葉を疑うなんてこと、できないだろうな……」

私は今日も、「歯科難民」を診ながら思う。

初期の破折、歯のぐらつき、歯周病による歯茎の腫れ、インプラントの後遺症……治療のむずかしいものもあれば、やさしいものもある。しかし、ほとんどは歯医者が匙を投げるような難治療ではない。時間と手間はかかるが、丁寧に治療すれば治るものばかりだ。なぜならば、CTもマイクロスコープも置かないつむじ曲がりの私だって治せるのだから。

だが、多くの歯医者は手間のかかる治療を嫌がる。「抜きましょう」「インプラントがいいですよ」と言うか、適当な治療ですませてさらに悪化させてしまう。

誰でも腕のいい良心的な歯医者を探しているが、誤解を恐れず正直に言うと、それはとてもむずかしい。患者に歯医者の腕の良し悪しを見分けるのは至難の業だ。

歯医者に「この歯は歯周病の『P3　中期の後期』なので、このままでは腫れや痛みをくり返すことになります。抜くしかないですよ。義歯かブリッジにしましょう」と言われたら、あなたはその言葉を疑えるだろうか。

歯医者ならば、知識のない患者を誘導するのは実はかんたんである。だから、「渡る世間はダメ歯医者ばかり」と思っていた方が間違いがなく、2、3軒の歯医者に診てもらい比較したうえで、一番自分の希望に合った歯医者を選ぶのが賢い歯医者のかかり方だ。

マスコミの解説記事は当てにならない

雑誌や書籍には「良い歯医者の見分け方」という類の記事があふれているが、ハッキリ言うとどれも当たりさわりがなく、毒にも薬にもならない。

たとえば、「患者の目を見て、よく話を聞いてくれる先生」「診療所が清潔」「丁寧に説明してくれる」などとあるが、歯医者はそんなことはとっくに知っていて、患者に少しでもいい印象を与えるために、記事のようなことは誰でも努力している。

だから話し方、医院の雰囲気だけで歯医者の技量や人格は測れない。無愛想でも良心的で腕の良い医師もいるし、生まれつき口下手だが、医療には情熱を持っているドクターもいる。笑顔の裏で、患者のことよりも儲けを考えている歯医者もいる。

さらには、「本当の名医は広告・宣伝をしない、なぜならば、名医がいる医院には口コミで多くの患者が集まるから」とも書かれている。確かに当たっている場合もあるが、場所が良くて便利なので患者が多い、というケースもある。

ケチで宣伝費に金をかけない歯医者もいるし、腕が良くても、診療所が目立たない所にあれば看板を出す歯医者もいる。

歯医者選びの基準のひとつに、「患者が多い診療所」というものがあるが、必ずしもそれが優秀な歯医者だという保証にはならない。立地がいい医院は繁盛するものだからだ。

名医は治療の良し悪しで決まり、場所や雰囲気、口数、設備などではわからないからますます患者は迷ってしまう。記事のほとんどは当たりさわりがなく、すべての歯医者に通じるわけではないから、う呑みにしない方がいいだろう。

しいて言えば、良い治療をしたいという歯医者は、儲けや効率重視の手抜き治療はしないから、どうしても治療時間が長くなる。反対に、1回当たりは短い治療で終わらせて、何回も通院させて治療回数を増やす、売り上げ重視のドクターもいる。

だが患者にはどこまでが手抜きで、どこまでがまじめな治療かがわからないから、今日も「歯科難民」が生まれてくる。

場所や雰囲気にだまされてはいけない

多くの人は病院選びにはそれなりの考えや基準を持っているが、歯医者選びとなるとそれほど深く考えていないようだ。

歯医者業界の様子をズバリ言い表した業界の面白い言葉に、「歯医者は1に場所、2に笑顔、腕は3番目」というものがあって、するどく現実を突いている。腕は3番目、というのが歯医者業界の様子を言い当てていて、思わず笑ってしまう。

普通の人が歯医者を選ぶ場合ドクターの腕は不明なのだから、最初はまず場所で探す場合が多い。だから、この言葉は本当のことを言っている。

職場の近く、駅のそば、住んでいる街にあるなどの利便性で選んでいる人がもっとも多く、人に教えられた、医院の見かけが立派、先生の感じがいい、診察室が明るい雰囲気で清潔、などが歯科医院選びのポイントだろう。しかし、やはり第一条件は場所である。

ネットがなかった時代、たいていの人が歯医者は場所や電話帳、広告、口コミで見つけていた。なかでも住んでいる街や、職場のそばで見かけた歯医者に行くのが普通だった。

子どもが多い住宅街だと土曜日や日曜日に開いていることが条件で、奥さんたちの口コミが力を持っている。

「B歯医者の先生は優しくて、子どもが泣いても嫌がらないのよ」

「スーパーの前のS歯科医は若くてイケメンよ」

確かに、手間がかかる子どもに優しい歯医者は儲け主義ではないかもしれないし、どうせ診てもらうなら奥様としてはイケメンの方が嬉しいだろう。

しかし、どちらも歯医者の腕を評価するものではない。雰囲気や優しさ、容貌で選んではならないが、どちらかと言えばこのような傾向が強い。

歯の大事さを考えるなら、便利さや雰囲気で歯医者を決めるのは失敗の元だが、多くの人がまず場所で選んでいるのが現実ではないだろうか。

歯医者選びは恋人探しと同じである

良いかかりつけ医や、良い歯医者を探すのはむずかしいものである。

相性が合い、信頼できる歯医者と出会うのはすてきな恋人を探すようなもので、根気強く執念深くないとなかなか見つからない。

独身者が結婚相手を探す婚活が大流行だが、私は良い歯医者を見つける活動を「歯活」と呼んでいる。婚活にはお見合いパーティーや合コンがあってパートナー探しには便利なのに、歯活パーティーがないのが残念だ。患者と歯医者が互いを紹介し合い、お互いに自分の希望を言って気が合った相手を見つける「歯活パーティー」があったら、歯科難民はもっと減るはずなのに。

話を戻すと、恋人や結婚相手にまず求めるのが「優しさ」だが、良い歯医者の第一条件も同じで、患者に対して「思いやり」のある先生が一番だろう。人によって好き嫌いや相性もあるのでむずかしいが、良い歯医者とは丁寧な仕事をして、患者の身になって考えてくれる「思いやり」のあるドクターである。

歯医者選びも結婚相手探しと同じように容姿や雰囲気だけで選ぶと、何年か先に「こんなはずじゃなかったのに」と泣きを見ることになってしまうものだ。読者の皆さんには、そうならないよう根気強く歯医者を探してほしい。

良い歯医者の見分け方

◆「初診、診断、治療方針」

①患者の相談を丁寧に聞き、悩みが何かを聞き出す先生

初診の患者が診療椅子に座ったとたん、ろくに患者の悩みも聞かずに「はい、では口を開けて」と口をのぞき込む。自分だけ一方的にしゃべって結論を出し、さっさと治療方針を決めて治療をはじめてしまう……。

そんな歯医者にぶつかったら、削ったり、抜かれたりする前に二度と行かない方が賢明である。

患者はもう少しゆっくり時間をかけて悩みを聞いてほしいのだから、まず患者の相談を十分聞き、緊張をほぐしながら悩みを聞き出す歯医者が良心的なドクターである。

医者でも名医と言われる先生は、まず人柄で尊敬される。同じように歯医者も、初めてで緊張している患者の気持ちを解きほぐし、何でも話せる雰囲気を作り出すのが優れた医者だろう。むずかしい専門用語などは使わず、患者が一番悩んでいることは何か、痛む歯の原因は何か、どの部分を処置してほしいのか……をすばやく把握して、わかりやすく説明するドクターなら信用してもいい。

②いま何をすべきかを、患者の身になって考えてくれるドクター

患者は「歯が痛い、グラグラする、歯茎が腫れてきた、入れ歯の調子が悪くてよく噛めない……」など、いま抱えている問題を解決してもらいたくて歯科医院を訪ねるが、残念ながら悩みが完全に解決されないことも多い。

なかには自分に都合の良い治療をする歯医者もいて、よけいに悪くなってしまったりする。患者のことより商売のことを考えている歯医者がそれだ。

「昔治療した歯がまた痛み出したので、痛みを止めてほしい」と言う患者に、「この歯はもう腐っているので、痛みを止めてもまたぶり返すから、抜くしかない」と強引に抜歯されて高価な義歯を入れられたが、自分の歯よりは食べにくい、ということもある。

だが、良心的な歯医者なら患者の希望に沿った治療をするもので、初めから自分に都合のい

い治療をすることはない。

この患者の悩みを解決する最善の方法は何か、自分にできることは何かと、患者の身になって考えてくれるのが良い歯医者である。

③患者の希望を確認してくれる歯医者

当たり前のことだが、患者に対してどういう悩みで自分の所に来たのかをきちんと確認してくれるドクターは安心できるだろう。

また、「歯が痛い」「入れ歯の金具が歯肉にぶつかって痛い」「出っ歯を治したい」「前歯が欠けた」「歯の隙間を治したい」などの第一義的目的はもちろん、「歯を残したい」「歯を削りたくない」「保険で治療してほしい」などの二次的希望をしっかり伝えるのも大事なことだ。

そのためにも、患者が遠慮なく話せるような雰囲気を作り、患者がうまく言い表せないときは聞きなおし、整理し、確認してくれる先生が良い歯医者である。

④現状をわかりやすく説明してくれる先生

なぜ痛いのか、どうして歯茎が腫れているのか、なぜ歯がぐらついているのか……など、さまざまな問題の原因をかんたんな言葉でわかりやすく説明し、質問にも嫌がらずに答えてくれる。これが良いドクターである。説明が丁寧で、十分な時間をかけてくれればさらにいい。

⑤治療内容をわかりやすく説明して理解してもらい、患者の同意を得る「インフォームド・コンセント」を守る歯医者

良い歯医者とは、十分に治療内容を説明し理解してもらったうえで、患者の同意を得てから治療をはじめるドクターである。

この説明と同意を「インフォームド・コンセント」と言い、医療の世界では非常に大事なルールで、これが足りなくて訴訟になるケースもある。「インフォームド・コンセント」を守るのが良い歯医者の第一条件だから、まずこれができているかどうかで良し悪しの判断がつく。

しかし、残念ながら歯医者の多くは時間に追われ、完全に守っているドクターは少ない。なかには技術に自信があるので、十分な説明をせず「俺にまかせろ」という感じでどんどん治療をする歯医者もいる。

説明なしで処置するなどは問題外。なぜこの治療が必要なのか、どういう治療が最善なのか、治療方針、治療日数・回数や、経費なども説明して、患者の了承を得てから治療に入るのが推薦できる歯医者だ。

必要なら、本格的な治療に入る前にレントゲン写真を撮って説明する場合もあるし、歯が痛

くて駆け込んで来た患者には麻酔や薬を処置して、痛みを止める緊急のケースもある。

⑥問題の原因がわからないときは他の歯医者の意見を聞き、専門外なら専門医を紹介してくれるドクター

診断に十分な時間をかけて原因をさぐるのが良心的な歯医者だが、時間を惜しんでろくな診断をしないままに治療をはじめてしまう医師も多い。さまざまな角度からじっくり考えても原因がわからないときは、大学の専門医や他の歯医者の意見を聞くことが、患者の身になった診療だろう。

原因がどうしてもわからなかったり、診断に自信がなかったりするときは、信頼できる歯医者を紹介するのが良いドクターと言える。だが売り上げを考えて、せっかくの患者を放すまいと見当違いの治療を施して患部を悪化させる歯医者もいる。

自信がないときは、他の歯医者を紹介してくれるのが最高のドクターである。

◆「治療中」

①手際が良く、標準治療時間内に終わる

この2つが優れている歯医者は仕事ができる、安心してまかせられるドクターである。

歯医者は職人なので手際が良いことが大事なのに、なかには要領の悪い医者もいて、いつも待たせられるような医院もある。ちなみに、かんたんな治療なら30分、むずかしい治療でも1時間以内に終わるのが普通の歯科治療の標準である。

手際の悪さと言えば、歯医者ではないが、iPS細胞でノーベル賞をもらった京都大学の山中伸弥教授は、最初は整形外科医をめざしたが手術のあまりの手際の悪さに、医師仲間からは「じゃまなか」と呼ばれていたという。そのため、外科医を諦めて研究者をめざしたという。

②強引な治療をしない

患者は人間だから日によって体調が違う。風邪で体調が悪いときもあり、女性なら生理の日もある。夏バテしているときもあり、性格が違うように、年齢、性別、健康状態、生活習慣がみな違うものだ。

治療中も患者の顔色や反応を見ながら、今日は治療が無理だと感じたときは、思い切って中止する柔軟性のあるドクターが優れた医師だろう。この治療は今日の予定だからと、患者の体調を考えずにマイペースで診療を行うドクターはおすすめできない。

医学はあくまで患者のためのもので、思いやりこそ最高の治療である。

③痛くない

歯医者という言葉から連想するイメージは、キーンという歯を削るローラーの音と治療中の痛みだ。この2つが重なって歯の治療への恐怖感ができあがる。だから、歯を削るなどのどうしても恐怖感がともなう治療の場合は、「少し痛みますよ。すぐ終わりますから」と、患者に声をかける歯医者は良医である。最近は虫歯が減って、歯を削る恐怖や痛さを体験していない若いドクターもいるので、痛いときは我慢しないで、ハッキリと「痛い」と伝えた方がいい。治療中に痛い歯医者は腕が悪いと考えてもよいだろう。

オーストリアの首都ウィーンのシュテファン寺院には『歯痛のキリスト』と呼ばれる像があって、昔、この像をからかった学生に「歯痛の天罰」が下ったという。いまの時代なら進んだ虫歯治療技術のおかげで、キリストも歯痛に苦しまずにすんだだろう。

④治療後、不快感や違和感がない

これが歯医者の腕を判断するもっとも大事なことだ。

歯にかぶせ物をしたり、歯に金属を詰めたり、あるいはブリッジにした場合、違和感や不快感を抱いたことはないだろうか。

もっとも多いのが噛み合わせの違和感で、義歯やブリッジの歯だけが他の歯より先に噛み合うときは技術が未熟なことが多い。また、歯に取り付けるブリッジの金属部分が歯肉に強く喰い込み過ぎることから痛む場合もある。

言うまでもないが、いま通っている歯医者でこれらの問題が起きたことがある人は、思い切って別の医院へ行くことをおすすめする。

⑤潔く、自分の行った治療をやり直す

自分が行った治療が思わしくないときは、潔く欠陥を認めて最低経費でやり直す歯医者は良医である。別の治療で訪れた顔見知りの患者に、「歯周病で前に治した歯の具合はどうですか？」と尋ねるなど、その後の経過を聞くようなら信頼してもいいだろう。

だが、何かと言いわけばかりして、治療をやり直してくれる歯医者が少ないのが現実だ。

⑥他の医院で受けた治療を嫌がらずにやり直してくれる

他のクリニックで受けた治療が思わしくなく相談に来た患者を、嫌な顔をせずに気持ちよく受け入れる歯医者は素晴らしいし、腕もいい。

なかにはプライドの高いドクターもいて、「尻拭いはしたくないから、他へ行ってくれ」と冷たく扱うケースもある。豪華な医院を構えていても、こんなドクターは三流歯医者だ。

◆「治療後」

治療後の検査・対応

良心的な歯医者はやりっ放しにしないものである。

治療がすんでも口の中は雑菌だらけで、食事や歯磨き、歯ぎしり、くいしばりなどでさまざまな問題を抱えている。患者にはわからなくても、歯医者から見れば患部の調整が必要なこともあるので、治療後1週間から3ヶ月ぐらいは自分が行った治療を気にする歯医者は信用してもいい。「問題が起きたらすぐ来てくださいね」と、ひと言言うドクターは良心的だ。

そして、もし不具合や異常が起きた場合、素早く誠意ある対応をしてくれるかでその歯医者の価値が決まる。

インプラントがゆるんだり、また歯が痛み出したのに、「そんなはずがない、治療をやり直すなら、今度は自費だ」などと言ってどうしても誠意を見せないときは、ためらわずセカンド・オピニオンを求めて他の歯医者へ行った方がいい。

◆良い歯医者を見分ける10のポイント

以上、良い歯医者を見分ける方法をご紹介してきたが、総合的にわかりやすく言うと次の10

例にまとめられる。

①患者の話を丁寧に聞き、悩みを聞き出してくれる
②悩みの原因を的確に判断できる
③現状をわかりやすく説明し、どんな質問にも答えてくれる
④治療内容を十分説明し、患者の経済状態に合わせた治療を提案してくれる
⑤患者の同意を確認してくれる（インフォームド・コンセントを守る）
⑥自分の専門外のときは他の歯医者を紹介してくれる
⑦強引な治療をしない
⑧治療が上手で痛くない
⑨他の歯医者で受けた治療も、自分が行った治療も快くやり直してくれる
⑩予防・歯磨きを強調する

良い歯医者の探し方

①知人、友人に聞く

良い歯医者との出会いは婚活のようなもの。諦めずに根気よく探すしかないが、一番確実なのは知人や友人に尋ねて教えてもらうことだ。そのうえで、まず自分の目で確かめる。人には相性があり、院長の専門もあり、場所もある。さらには保険診療か自由診療かも選んでおこう。

だからいろいろな情報を集めてみて、まずはその医院へ足を運ぶしかない。噂や評判をう呑みにせず、本当に良い歯医者かを確認することが大事。

②ブログや口コミサイトを読む

少し前、歯医者を探す方法としては、自分の住んでいる場所か職場の近く、友人の紹介ぐらいしかなかったが、いまやネットの時代。ネットを過信したり、あせってネット・サーフィンし過ぎるとひどい目にあうが、それによって世界が広がったのは確か。ネットの世界は情報の海で、賢く見抜き、使い分ければ役に立つことも多い。

インプラント広告をはじめ、ネットにはいいことしか書いていないので、あくまで医院名・場所・専門を知るぐらいに考えていた方がいい。

ネットで検索すると頁の一番初めに載っていたり、患者がほめ言葉を書いているような医院を頭から信用してはいけない。金を積めばネットの上位に掲出できるし、賞賛記事は本人・友達・家族・従業員が書き込んでいることが多いからだ。

ネットでこれはと思う歯医者を探すなら、院長が書いているブログを読むことをおすすめする。ただし、ブログも自分に都合の良いことしか書かないし、好印象を演出するために何を食べた、どこへ行った、誰と会ったなどの本来の仕事とは関係ないことも書いてあり、写真を貼り付けてあるので、そういったものに惑わされないように。

だが、院長本人が書くブログにはその人の「考え方や人となり」がにじみ出てくるものだ。ブログをやっている歯医者ならばまずそれを読んでみて、何かピンと感じるものがあるクリニックに行ってみるのもひとつの手だろう。

しかし、あくまでブログは医院を絞り込むための目安。ネットに頼り過ぎず、最終的にはその医院を訪ねて自分の目で確かめることが大事である。

③質問事項をまとめて歯医者に直接聞く

これは「上手な歯医者のかかり方」にもなるが、自分の希望や質問を整理して書き出し、表にする。自分が聞きたい6つぐらいのチェック項目を作るのが望ましく、一例として次のようなものがある。

①こういう症状ですが、先生の見立ては何ですか？

②保険だけでやっていただけますか、自費ですか？
③専門は何ですか？
④歯医者になって何年ですか？
⑤予約制ですか？
⑥その場合、何日前ぐらいの予約ですか？

思考は書き出したり表にまとめることで、漠然としていたものが明確になってくる。だから自分なりにチェック項目をまとめたうえで、クリニックを訪ねてさりげなく聞いてみる。2、3軒回れば、院長の人柄や治療方針の違いがわかるので、一番評価の高い医院を決めるのに役に立つはずだ。電話で聞いてもいいだろう。

誰も言わなかった、上手な歯医者の選び方・探し方

良い歯医者の見つけ方、上手なかかり方を教える本や雑誌の記事は多いが、抽象的できれい事過ぎるので、いままで誰も言わなかったリアルで実用的な方法をお教えしよう。

①歯学部を出てから10年以上の歯医者を選ぶ

どんな仕事も経験だが、特に歯医者は経験がものをいう職人の世界なので、歯学部卒業後10年未満の歯医者は避けた方がいい。しかし、10年でもベテランではない。10年未満のインプラント医などは、子どもが手術をするようなものでとんでもない話である。

いまの歯科医師国家試験には本物の歯を使った実技試験がないし、歯学部でもほとんど実習をしないから、手が動かない歯医者が増えているのが現実だ。医師や歯医者はいろいろな患者、さまざまなケースを体験して腕を上げ成長していくものだから、経験が歯医者の技量を測るひとつの物差しになる。

経験の多少を知るにはホームページでドクターの年齢を見ればわかるので、下手な歯医者にひっかからないためには、治療経験豊富な先生を探すことだ。

②出身大学を調べる

三章の「歯学部は吹きだまり」にも書いたが、昔から一部の私立歯科大学には寄付金でもぐり込んだ学生がいて、彼等の知能レベルは驚くほどひどい。

本来は大学に入れないような人間が歯医者になっているのだから、彼等は医療への志も技術も持っていないと考えた方が賢明だ。もちろん、偏差値の高い歯学部を出た優秀なドクターもたくさんいて、歯医者の世界は玉石混淆である。

厳しいことを言うかもしれないが、優秀な良い歯医者に診てもらいたかったら、出身大学を調べることだ。偏差値下位の私立歯学部出身なら避けた方がいい。

学歴で人を差別するのかと怒られそうだが、歯医者は病を治す医学の僕《しもべ》であり、健康に関わる仕事なのだから、歯医者の知性・レベルは偏差値で判断するしかない。

性格が明るく魅力的でも、国家試験に何度も落ちたような医師では怖くておちおち口を開けてはいられないだろう。

ただ残念ながら、歯科医師の出身校は医院のホームページにも載っていないので、知りたければクリニックに電話して聞くしかない。

③専門分野を調べる

医者に内科、心療内科、心臓外科、泌尿器科などがあるように、歯医者にも専門があって、ひと口に歯医者といってもみな持ち味は違う。その歯医者が歯周病治療が得意なのか、矯正・嚙み合わせの専門医なのか、歯の保存治療専門医なのかさまざまである。

だが、歯科大学病院の専門外来やインプラントだけの歯医者を除けば、ほとんどの歯医者はどんな治療もこなす総合医に近い。患者の希望に添えないと食べていけないからだ。

歯を抜かずに残したかったら、一番上手なのは大学で歯内治療や歯周病学を専攻したドクターだし、噛み合わせが気になるなら顎関節治療の専門医に相談した方がいいだろう。何事も餅は餅屋である。専門は医院のホームページでもある程度わかるし、さらに日本歯科医師会や都道府県別の歯科医師会ホームページで歯医者の情報が検索できる。

ネットが普及して情報が手軽に入手でき、交通機関が発達して自分の意志で良医を探せる時代なのだから、良い歯医者に出会えるかは自分の努力にかかっている。

④治療に疑問を抱いたら、最低2人の歯医者に診てもらう

良い歯医者にめぐり会い、良い治療を受けたかったら、手間と時間を惜しまずに自分で選んだ、これはと思う2つ、ないし3つの医院を訪ねてみる。専門もあり、相性もあり、時間と手間をかける、すぐ抜きたがる、患部以外の治療もすすめる、儲け主義など、医療に対する姿勢や技術はみな違う。

抜くしかありませんと言われた歯が、2軒目の先生に「この程度なら抜かなくても大丈夫ですよ」と言われることはざらにある。手間がかかるが、納得がいくまで別の歯医者を探すことだ。

特に「歯を抜く」と言われたときは、即答せずに必ず複数のクリニックで診てもらうことで

ある。比較するものがあれば歯医者を冷静に判断できる。

⑤症状を詳しく話し、要望をハッキリ言う

歯医者から言えば、初めに症状や治療の要望を正直に言ってくれる患者は仕事がしやすい。歯医者も人間だから、気持ちの良い患者の治療には力が入る。口下手で上手に説明できない人もいるが、「どうしてほしいのか、どういう症状なのか」をわかりやすく伝えることが良い治療を受ける第一歩だ。

大事なことは「痛みを止めたい」「嚙み合わせを良くしたい」「歯茎が腫れてきた」など、症状をハッキリ伝えたうえで要望を明確に言うことである。

さらに大事なのは、保険なのか自費なのか、自費といってもどの程度の金額までなのかを明確に言うことである。それで、「保険では無理です」「保険でできますが、負担が大きくなりますよ」「自費で20万円」などという回答をもらえば、予算の目安がつくだろう。

⑥遠慮せず質問する

歯科治療の現場では歯医者が料理人で、患者は料理される側である。オーバーに言えば、患者をどう料理するかはドクターの気持ち次第。たとえ治療内容を説明されたとしても、診療椅

子で口を開けた患者には治療自体が拷問に近い。椅子を倒され口を開けっぱなしの患者にしたら、「いま何をやっているのか」と不安になってくる。患者はまな板の上で運命を待つ無力な鯉である。だからこそ、どのくらいの日数がかかるのか、保険でできるのか、歯は抜かずにすむのか……どんなことでもいいから遠慮なく質問することである。

こんなことを聞いたら嫌がられないか、怒られないか、馬鹿にされないか、などとよけいな気を回さずに遠慮なく聞こう。歯医者もそういう積極的な患者には気を使い、一方的な治療はしないものである。

返事によって、ある程度歯医者の良し悪しを判断することもできる。

「その治療をすれば、何年ぐらい大丈夫ですか」「その治療の長所と短所は何ですか」と聞いた場合、どのくらい誠意を持って答え、説明してくれるかによって判断できる。曖昧でいい加減な受け答えしか返ってこないようなら、気をつけた方がいいだろう。

⑦歯医者のペースに呑まれない

治療の現場では主導権は歯医者が握っている。椅子を倒されて口を開いた患者は、ドクターにおまかせの弱い立場。「痛かったら手を上げてください」と言われても、つい遠慮しがちだ。

どんどん治療がすすみ、「ハイ、終わりました」「二度とこの歯が歯周病にかからないように、歯の根元まわりを特別な樹脂で固めておきましたからね。これで安心ですよ。高い固定剤を使ったので自費で3万円になります」などと言われ、気づいたときはあとの祭りで、歯医者が説明と違う高額治療を行っていた！というケースは残念ながらよくあることだ。

「最初の説明と違うじゃないのよ、それなら他の歯医者に相談していたのに……勝手にやったんだから払えない」と、トラブルにならないためには治療の前に説明をしっかり聞き、イエス・ノーをハッキリ言い、治療途中でも遠慮なく質問することである。

そして何よりも大事なことは、歯医者のペースに巻き込まれず、のらないことだ。

⑧断わる勇気を持つ

歯科医院受診のポイントは初診にある。

この項の④～⑦で述べたように、大事なことは初めて訪れた歯医者で説明を聞き、疑問は遠慮なく質問し、それで自分の希望と合わないときは、ハッキリとノーと言うことである。「取りあえず治療してみましょう」などという、曖昧な言葉にのるのが間違いの元。

よくわからないままに治療を受けて、「こんなはずじゃない」と騒いでも手遅れ。高額治療を受けたり、いつの間にか抜歯されたり、大きく歯を削られてしまうこともあるのだ。

人生は選択である。イエスかノーか、買うか買わないか、新幹線か飛行機か。

歯の治療内容も自分の意志で選び、希望や予算が合わないときは断固として断わろう。それが上手な歯医者のかかり方である。

⑨治療や応対に疑問を持ったら転医する

これまで述べてきたように、良い治療を受けるためには知恵を絞らなければならない。黙っておまかせコースにのって口を開けていたら、歯医者の都合のいいように料理されてしまう。治療に疑問を持ったら、「先生、体調が悪いので、次の診察は少し先にしてください」とソフトに告げて、別のクリニック（セカンド・オピニオン）を訪ねることである。選ぶのはあなたの権利だから、迷ってはいけない。

ただ、あせって短期間に何軒も回り過ぎないことも大事だ。感情的にならず、冷静に判断することである。歯科治療のポイントはじっくり長い目で考えることだ。歯では死なないのだから。そして、この先生と感じたら思い切ってその医院に決めることである。

歯医者は患者が口を開けてナンボの商売。「患者の口がガマ口に見えたら一人前」という業界の隠語もあるぐらいだから、自分がガマ口に見られていると疑問を持ったら遠慮なく転医しよう。

いい意味での前向きな「歯医者ショッピング」「セカンド・オピニオン」は悪いことではない。

自分の幸せは自分でつかみ取らないと、誰も与えてはくれない。
「未来は行動の先にあり」という言葉もある。

◆行ってはいけない歯科医院

①インフォームド・コンセント（説明と同意）をせずに治療する歯医者
②すぐ抜歯をすすめる歯医者
③「もう手遅れです」と言う歯医者
④「親知らずは抜きましょう」と言う歯医者
⑤「治療がむずかしく、経費がかかりますよ」と言う歯医者
⑥レントゲン写真を見せずに「抜きましょう」と言う歯医者
⑦夜の8時過ぎまでやっている医院
⑧衛生士が診て、ドクターが毎回治療しない医院
⑨毎回担当ドクターが変わり、アルバイトの医師が診る医院

①インフォームド・コンセント（説明と同意）をせずに治療する歯医者

治療の前や途中で治療の説明をしない医者は最悪である。患者は何をされているかわからな

いので不安でたまらない。診察台の上で口を開けた患者は受身で弱い立場だ。

普通なら初診でどういう治療をするのかを説明し、患者の了解を得るもので、これをインフォームド・コンセント（説明と同意）と呼び、歯科医療の基本である。

むずかしく言えば「契約」。だから、歯医者を判断するひとつの基準として、初診や治療のはじめ、途中や終了後に何のためにどういう治療をするのかをきちっと説明するかで、そのドクターの良し悪しがわかってくる。普通の歯医者なら、必ず事前に説明をして同意を取りつけるものである。

患者の気持ちを考えず、治療をすすめる歯医者には二通りある。
一、ベテランで自分の治療に自信を持っている歯医者
二、医療に情熱がなく、金儲けのためにひとりでも多く患者をこなしたい歯医者
前者は腕に自信があるので、「俺にまかせろ」という気持ちが強く、結果は良い治療になる。だが、性格や技量を知らない患者は説明がないと不安になってしまう。

後者の場合は早く治療して効率を上げたい。説明すると時間をとられてしまうのであまりしゃべらない。しかし、説明と同意なしで治療をすすめることは歯医者として失格であり、大事な歯医者選びの基準と言える。

②すぐ抜歯をすすめる歯医者

私の所に駆け込んでくる「歯科難民」のなかで多いのが、抜歯に誘導された患者である。

神奈川県のP市から2時間かけて40代の主婦が訪ねて来た。

8年ぐらい前に治療した下顎奥歯の虫歯が痛み出したので、近所の歯医者に診てもらったところ、50代のドクターは、「前の治療が完全でなかったのか、歯の根が腐りはじめていますよ。歯周病も併発していて、ここまですすんだら抜歯するのが普通です。もしよければ、入れ歯よりはインプラントをおすすめします」と、ソフトな言い方でインプラントに誘導したという。

ところが、彼女は子どものころから歯医者が怖く、何をされているのかわからない……という恐怖感があったので、「う～ん、歯を抜くのは怖いので」と即答せず、痛み止めの薬だけもらって帰ったのだった。彼女の対応は賢明である。

結果的には、かなり腫れていたが神経を抜き、ガッターパーチャポイントと呼ばれる神経の代わりのものを丁寧に歯内に充填して、何とか抜歯しなくてもすんだ。神経を抜くのはどうか？　と思う方もいるだろうが、歯を残すために神経を抜くこともある。

私はまずレントゲン写真を診たが、フィルムだけで本当の侵食状況はわかりにくい。実際には歯肉を切開して歯の根を目で見ないと、最終判断はむずかしいことが多いのだ。それに歯肉はピンク色だった。赤黒くなっていると相当悪化していて歯を残すことは困難だが、ピンク色なら大丈夫なのだ。虫歯は悪化していて、歯の根はかなり腐りかけていたがまだ間に合った。

そこで私は彼女の了解のもとに、麻酔を打ち、歯茎を切開して自分の目で歯の根を確かめ、指先で触ってみることにした。ここまですれば正確な判断ができる。

ちなみに歯医者の指は高性能のセンサーで、私はいつも指で腫れに触れたり、歯内はもちろん口の中のさまざまな部分に触れて治療をしている。若い女性などは素手で口の中を触られることに抵抗があるかもしれないが、それは行き過ぎた清潔ブームのせいだ。私は手を消毒しているし、ゴム手袋をしていては微妙な患部の状態を判断できない。

切開した結果は「抜く必要なし」だったが、私はゾッとした。もし彼女が歯医者の誘導にのっていたら、抜く必要がない歯が抜かれていたのである。

歯というものは、よほど状態が悪化していない限り残すことができるし、普通の歯医者なら可能だ。だが歯医者の多くがそれを知りながら手抜きをして、残す治療をしていない。

確かに、抜かずに残す治療は手間がかかり、時間と保険点数との効率を考えたら普通の歯医者は嫌がるだろう。しかし、この程度の治療は普通で特別なことではない。

今日も日本のどこかで効率優先・利益優先のために、抜かなくてもいい歯が抜かれている。もし歯医者に「抜きましょう」と言われたら、すぐ逃げ出すことだ。

③「もう手遅れです」と言う歯医者

人生、できれば聞きたくない言葉はいくつかある。

「もう手遅れよ、別れましょう」という、目の前が真っ暗になる恋人の言葉。

「残念ながら、手遅れですね。心臓が持ちませんでした」という、冷酷に聞こえる医師の言葉。

それぞれが胸にドスンとくる。

だが歯医者業界では、この「手遅れ」が「おはようございます。こんにちは」と同じように日々普通に使われている。歯医者の立場から解説すると、「手遅れ」はこの厳しい歯医者過剰を生き残るための歯科用語である。歯医者が生き残るための武器と言ってもさしつかえない。

歯医者に「残念ですが、歯周病がここまで進行したら治療はむずかしいですね。歯がぐらついていますよ。しかも奥歯なのでとても治療は無理です」と言われても、かんたんに諦めず、他の歯医者で確認することが賢い治療の受け方である。

「もう手遅れ」は、歯を抜いてインプラントや義歯などの高額治療に誘導するためか、治療に手間がかかるので体よく断わるための言葉。「先生、手遅れでも何とかしてください」と患者に言わせ、儲かる治療を考えている歯医者がよく使う言葉だから、誘導にのると、あとから目の玉が飛び出すような高い治療費を請求されてしまう。

④「親知らずは抜きましょう」と言う歯医者

儲け主義の歯医者がよく使うのは「親知らずがありますね。隣の歯にもたれてその歯がだめになるので、ついでに抜きましょう」という言葉だ。

昔は、親知らずは百害あって一利なし、と考えられていたが、最近は問題がなければ抜かない、という考え方をする歯医者が増えている。虫歯や歯周病で抜歯した歯の代わりに親知らずを抜いて移植する治療法もあり、親知らずはただ無駄なだけの歯ではない。

医者に脅されて親知らずを抜くのは、歯医者を儲けさせるだけである。私のところにも、他の医院で抜きましょうと言われた「親知らず難民」がよくやって来る。

⑤「治療がむずかしく、経費がかかりますよ」と言う歯医者

このせりふは歯医者が使う高等テクニックである。

やりたくない治療を体よく断わるときに使い、高額経費で患者を脅す。「むずかしい」「手遅れ」などと言うと自分の技術を疑われるので、びっくりするような高い治療費を告げて患者が諦めるように誘導する。

歯医者が嫌がる治療はいろいろあるが、ひと言で言えば手間と時間がかかるむずかしい治療を敬遠する。技術がない歯医者には最初から無理だし、技術があっても手間と時間を計算した

ら保険診療では効率が悪いので、やりたくない……というわけである。

⑥レントゲン写真を見せずに「抜きましょう」と言う歯医者

歯医者が患者の歯を抜こうと誘導するとき、まれにだが、撮影したレントゲン写真を患者に見せて説明をしないケースがある。だが、良心的な歯医者なら、よほどのことがない限り患者にレントゲン写真を見せながら説明するのが常識だ。

レントゲン写真の読影能力による治療の良し悪しは、写真を見ればひと目でわかり証拠になる。セカンド・オピニオンで他の歯医者からレントゲン写真を請求されると、自分の未熟な治療が知られてしまうので、下手な歯医者は滅多にレントゲンを撮らないことが多い。

だから、歯医者がレントゲン写真を見せずに「抜きましょう」と言ったときは、何か思惑があると思った方がいい。「ハイそうですか」とかんたんに言葉を信じてはいけない。

「抜いてそのあとはどうするんですか?」と聞けば、「入れ歯か、あるいはインプラントですね」とさりげなく言う医師もいるし、なかには欲のかたまりのような顔で、「インプラントがいいですよ。入れ歯とは噛み心地が違います」とずばり言う医師もいる。だから、「抜きましょう」と言われたら即答せずに、他の医院に診てもらう勇気を持つことだ。

逆に、CTなど素人にはわからないものを見せて、「CTまで撮っても、マイクロスコープで診てもこの歯は残りません」などと言う言葉にもだまされてはいけない。普通、街の開業医ではCTやマイクロスコープなどの先端機器は必要ないし、その高価な償却分が診療費にプラスされるだけである。

しかし歯医者の名誉のために言うと、このケースはまれで、ほとんどのドクターは最善の治療をするためにレントゲン写真やCTを使っている。良心的な歯医者なら抜歯が必要なときは患者にレントゲン写真を見せて説明するものだ。

⑦夜の8時過ぎまでやっている医院

通常、歯科医院の営業時間は朝の9時から夕方の6時か7時までである。

東京・新宿歌舞伎町には、水商売で働く人のために開いている夜間専門歯科診療所もあるが、これは特別なケース。

退社後の会社員などのためにクリニックは夕方の診療もしているが、普通は6時半か、遅くても7時ぐらいまでには終わらせるようにしている。場所によっては7時過ぎまで診療しているクリニックもあるが、遅い時間まで営業していると歯医者の体力が持たないし、従業員が嫌がり辞めてしまう。

8時過ぎまで開いている診療所は、昼間の来診者が少ないので夜遅くまで営業していると考えた方がいいだろう。閑古鳥が鳴いているのにはいろいろな事情があるだろうが、いずれにしろ、そういう歯医者は避けるのが賢明である。

⑧衛生士が診て、ドクターが毎回治療しない医院

歯医者がすべての患者を治療しないクリニックがある。不況で患者の奪い合いの時代に珍しいケースだが、ドクターが高齢で全部の患者を診られないか、もしくは歯医者にヤル気がないためだ。初めの治療は自分で少し行うが、そのあとは衛生士にまかせて、自分は机で診療費計算などをしている。

初めから終わりまで自分が診て責任を持つのが医者というものだから、こういう無責任な医院へは行かない方がいい。衛生士に歯のブラッシングやクリーニングをまかせるぐらいはかまわないが。

⑨毎回担当ドクターが変わり、アルバイトの医師が診る医院

行くたびに診察するドクターが変わり、聞いたらアルバイトの医師だった、というクリニックがある。院長が高齢化して診療ができなくなったので、日替わりでアルバイトのドクターが診ているのだという。このケースは歯医者の高齢化とともに増えていて、跡継ぎがいない医院

に多い。

主治医は初めから終わりまで変わらないのが医療の原則で、行くたびに異なるアルバイト歯医者では、治療も人によって微妙に違ってくる。アルバイトだと責任感も薄い。

ひとりの先生が最後まで診てくれるクリニックを探すことだ。

七章 歯にまつわる噂の嘘と本当

問い①――入れ歯安定剤は使うべきですか？

入れ歯安定剤には2つのタイプがあります。クリームタイプの「粘着タイプ」と、ジェル状・クッションタイプの「密着タイプ」で、入れ歯と粘膜の間が大きくあいているときでも、ポリ酢酸ビニルを主体としたジェルが入り込んで入れ歯を安定させます。

安定した噛み心地は得られますが、そのぶん密着効果が高いため、入れ歯が合わなくなっても使えてしまうという危険があります。その結果、歯茎に強い圧力がかかり、歯茎が痩せ細ってしまうという問題が発生。長い間安定剤を使いつづけると、人によってはトラブルが起きる可能性がある、ということを頭に入れておいてください。

問い②――キシリトールガムは虫歯予防に効果がありますか？

虫歯菌は砂糖やでんぷんなどの糖質を好み、糖質を栄養として活動しながら歯を腐食する菌を排出。その結果、歯が溶かされて虫歯になります。

砂糖の代替甘味料であるキシリトールには糖分が含まれていないので、虫歯菌が活動できません。したがって、砂糖入りのガムに比べたら虫歯にかかりにくいでしょう。かと言って、キシリトールガムは摂取し過ぎると胃に負担がかかるので、注意が必要。虫歯予防の基本は歯磨きなので、キシリトールガムはほどほどに。

問い③――歯周病は病気に関係しますか？

歯周病は酸素を嫌う歯周病菌によって引き起こされる炎症ですが、それに反応して生まれた物質が血液に乗って全身に運ばれ、臓器や体に悪影響が出る場合もあります。代表的な例が糖尿病で、歯周病によってインスリンの働きが低下すると、糖尿病を悪化させることもあります。また、歯周病菌が唾液や気管を通して肺に入ると、高齢者は誤嚥性肺炎を引き起こすことも。その他、歯周病になると脳卒中、高脂血症、心臓病、リウマチ、早産・低体重児出産などのリスクが高まるとされています。歯周病の原因は生活環境によるものが多く、喫煙、ストレス、栄養・睡眠不足、不規則な生活などが考えられています。

問い④――恋人が虫歯だけど、キスしたら自分も虫歯になりますか？

結論から言うと、虫歯菌はうつります。しかし、虫歯にはなりません。

虫歯菌は誰の口の中にもいて、虫歯がない人の口内にも生息していますが、単純に「虫歯菌＝虫歯」というわけではないのです。虫歯菌は糖分を栄養として繁殖するので、キスで虫歯菌はうつるけど即虫歯にはならないもの。

ただし、可愛いからと言って、赤ちゃんの口にチューをするのはやめてください。なぜなら、赤ちゃんの口の中には虫歯菌がいないので、親が口移しで虫歯菌をうつしてしまうと、歯が生えてきたときに虫歯になることがあるからです。

問い⑤—歯を磨いても、人によっては虫歯や歯周病になりますか?

本当です。これは歯学界の最新の考え方ですが、歯はどんなに磨いても、歯ぎしり、くいしばりの強い人は虫歯になるとわかってきました。歯槽骨にも影響するので、当然歯周病にもなります。

くいしばると歯には目に見えないひび（亀裂）が入り、そこに食片、色素、ばい菌が入り込みます。ですから、歯ぎしり、くいしばりの強い人は口臭も出やすいのです。

問い⑥—ドリルの「キーン!」という音が怖いので、何とかなりませんか?

確かに、あの音のせいで歯医者が嫌いという人が多いようです。特に子どもは我慢できずに泣き出したり、暴れる子もいます。

最新治療のなかには音が低い機材やレーザー治療もありますが、ドリルを無音にすることは現在の技術ではむずかしいようです。

問い⑦――虫歯を治すのに、なぜ何回も通わなければいけないのですか?

虫歯にも程度差があって、重傷で歯髄の中まで菌が侵入していると、神経を取らなければならないこともあります。

まずは患部を消毒して、腐っている部分を取り除くだけで初日は終わってしまいます。次回には神経を抜きますが、これが集中と高度の手技が求められる治療で、かなりの時間がかかります。もちろん、神経を取らずにすむ程度ならもう少しかんたんですが、全体的には1日や2日で終わる治療ではありません。

虫歯1本でこれですから、2本もあったら相当時間がかかるのが普通です。

問い⑧――「デンタルIQ」って何ですか?

歯の知識がどれくらいかを試す歯の質問で、言わば歯の知識啓蒙キャンペーンの名称。次頁に紹介するような、歯に関する基礎的な20の問題が用意されています。

トライしてみればあなたの歯の知識がどれくらいか知ることができ、16問以上正解ならデンタルIQが高いということになります。

問題はすべて〇×でお答えください。答えは最後の頁にあります。

第1問　人間の永久歯は、多い人で全部で28本ある。
第2問　歯列の要の糸切り歯（犬歯）は、真ん中から4本目である。
第3問　歯並びが悪いと虫歯や歯周病になりやすい。
第4問　歯垢（プラーク）は口臭の原因になる。
第5問　歯を失うことと、神経を抜くことは同じである。
第6問　歯周病を放っておくと歯が抜けてしまう。
第7問　歯周病は歯磨きで予防が可能である。
第8問　虫歯と歯周病は歯の二大疾患である。
第9問　下の奥歯はもっとも失われやすいので、歯磨きを念入りにすることが大切である。
第10問　虫歯も歯周病も歯垢の中のばい菌が原因で、ばい菌の種類も同じである。
第11問　1日に15～30分の正しい歯磨きは、虫歯予防効果がかなり高い。
第12問　歯や歯茎の病気から全身的な病気を引き起こすことがある。
第13問　幼児の虫歯予防には歯磨きより、むしろ規則正しい食生活の方が大切である。
第14問　虫歯や歯周病は遺伝的なこととは関係ない。
第15問　噛み合わせが悪いと頭痛の原因になることがある。

第16問 砂糖をまったく摂らない生活をすれば、虫歯にかかる割合は激減する。
第17問 歯周病と歯槽膿漏は違う病気である。
第18問 虫歯の原因は砂糖が口の中に入っている時間よりも、砂糖の量が問題である。
第19問 健康な歯を保つためのブラッシングは、歯と歯茎の境目がポイントである。
第20問 歯垢を落とすには、たくさんの歯磨き剤を使ってブラッシングすればいい。

問い⑨──フッ素入りの水は虫歯予防に効きますか？

フッ素が虫歯菌の働きを抑え、酸に強い菌を育てる効果があって虫歯予防に役立つことは証明されています。日本では安全面からの配慮で、多くの人が飲む水道水にフッ素を入れることは行われていませんが、海外では広く実施されています。

微量のフッ素を水道水に入れて虫歯を予防する方法で、シンガポール、米国、アイルランド、韓国、オーストラリアなど約60ヶ国が実施。しかし、最近では世界的に減る傾向にあります。歯に透明感がなくなるので筆者は反対です。

ちなみに、歯医者が使う塗布剤や市販の歯磨き剤、洗口剤にも応用されています。

問い⑩——大学病院の方が診察代が高いって本当ですか？

それは嘘です。保険診療なら同じ金額です。しかし、大学病院は紹介状がないと初診料＋アルファの料金を取られ、高くなりますから注意しましょう。

実験材料にされるとまでは言いませんが、大学病院は教育機関の任務もあります。歯学部学生の実習の場にもなりますが、実習生は治療を見ているだけなので安心してください。

問い⑪——虫歯や歯周病で死ぬことはありますか？

昔は遠洋漁業の船乗りなどが1年近く船に乗っていて歯科医院に行けず、敗血病という歯の病気で死んだことがありました。虫歯や歯槽膿漏の膿が全身に回って亡くなったそうです。ただ、これは特殊な例で、毎日1回でも歯磨きをしていればここまでのことにはなりません。

問い⑫——電動歯ブラシは効果がありますか？

歯医者から言うと、手で磨くのも電動歯ブラシで磨くのも効果は同じです。

電動の方が歯を刺激する回数が多いので磨いた気分になりますが、手で気持ちを込めて磨けばそれほど変わりません。

問い⑬──「歯磨き粉」は不要と言う歯医者さんもいますが、本当ですか？

専門的に言えば不要です。メーカーは売るために、あの手この手で目新しい歯磨き粉や練チューブを売り出しています。

「フッ素入り」「歯周病予防になる」「虫歯菌を殺す」「口中を殺菌」「ミント入り」などなど効用を謳っていますが、効果はあくまで「気休め程度」。歯磨き粉で虫歯や歯周病をストップすることはできません。

歯磨き粉をつけても雑な歯磨きなら意味がなく、大事なことは丁寧に歯間の汚れを取り除き、歯についた食べかすを落として、口の中をきれいにすることです。

問い⑭──ナイトガードって何ですか？

眠っているときの歯ぎしり防止器具です。

ボクシングの選手が試合で口の中に入れて、相手の打撃から歯を守るマウスピースのようなものと考えてください。

夜中に突然隣に寝ている人が「キリキリ、ギー！」と気持ち悪い歯ぎしりをしたら怖くなります。顎が疲れて顎関節症の原因になりますから、歯ぎしりがひどい人はぜひナイトガードで矯正してください。

問い⑮――歯を白くきれいにするホワイトニングについて教えてください

ホワイトニングは保険が利かず、自由診療になります。

治療には「ポリッシング」と「ブリーチング」の2種類があり、前者は専用の器具で歯を白く磨き、汚れる前の白い歯に戻します。1回ですみ、前歯6本で4000～1万円。

「ブリーチング」は歯に薬品を塗り、プラズマ光線を照射して歯を白くします。治療は1～3回で、歯1本につき5000～1万5000円。前歯6本だと3万～10万円ぐらいが相場です。

問い⑯――テレビCMで女優さんが指歯ブラシで歯茎をマッサージしているけど、本当に効果がありますか？

効果はあります。歯周病菌は酸素を嫌うので、歯肉・歯茎まわりを指でマッサージすることによって、歯肉に酸素が供給されます。歯肉内の毛細血管の赤血球が酸素を運び、歯周病菌を殺すため歯周病予防の効果があります。ぜひ、あなたもやってみてください。

問い⑰――虫歯や歯周病予防の歯磨きの方法を教えてください

私が患者の皆さんにおすすめしている「サイトウ式歯磨き」をご紹介しましょう。

普通、歯磨きは歯ブラシだけを使いますが、サイトウ式は歯ブラシ＋指を使います。大切な歯を守るためには一にも二にも歯磨きですが、この歯磨きにも知っておきたいコツがあります。

一　歯磨きは最低1日1回でいい

歯を大切にする人が増えていて、食事のたびに歯磨きをする人がいますが、磨き過ぎはマイナスです。磨き過ぎは歯や歯肉にダメージを与えるうえ、食事ごとに磨いても虫歯や歯周病の予防ができるか医学的にはわかっていません。

歯磨きの目的は口の中に付着した歯垢（プラーク）をブラッシングで除去することで、大事なことは磨き方にあります。

二　丁寧に磨く

歯垢を取り除くために、歯と歯の間や、歯と歯肉の境目である歯の根元をブラシの毛先で丁寧に磨いてください。ブラッシングのポイントは、歯や歯茎、歯間に当てた歯ブラシの毛先を軽く動かすことです。強くこすったり、シャカシャカとこすったりするのは間違いで、歯肉や口中に傷をつけてしまいます。ブラシは前後、左右に動かします。

丁寧に歯間を磨きたいなら「歯間ブラシ」を使うのがいいでしょう。

三　舌も磨く

歯を磨き終わったら、最後には必ず舌も磨いてください。食事のあとに舌をよく見ると、舌の表面にも食べかすがついているので、ブラシでこの汚れも落とすことが大事です。汚れが溜まったものを舌苔《ぜったい》と呼び、これはばい菌の作った物質が苔状に付着したものです。口臭の原因になるので、毛先の柔らかいブラシで舌の上を優しくこすりましょう。

四　サイトウ式歯磨き

ブラシで磨いたあと、歯肉を指でマッサージするのがサイトウ式です。

人は酸素を取り入れて生きていますが、肺に入った酸素は血液中の赤血球に運ばれて全身に行き渡り、生命を維持しています。つまり、歯肉をマッサージすることは血管を刺激することで、その結果血管が若返って元気になり、活発に赤血球が働いて大量の酸素を歯肉に送りはじめます。

酸素は人が生存するためには必要ですが、実は歯周病のばい菌は酸素を嫌うのです。ばい菌は歯肉の下（歯茎縁下）に侵入して、歯を支えている骨（歯槽骨）を腐らせます。ですから、歯肉をマッサージすることで赤血球の働きを活発にして大量の酸素を送り、「酸素を歯肉に取り込ませる」ということなのです。

歯肉の血管は眼や内臓の血管と同じく非常に細かいので、ブラッシングでは十分ではなく、指で刺激することが非常に有効です。指で左右、上下とこすり、さらには歯肉を強く押しましょう。最初は少し血が出るかもしれませんが、やがて止まります。

ぜひあなたも歯周病予防のために、ブラッシングのあと指先で歯肉をマッサージしてください。何歳までも自分の歯でおいしく食事が摂れるでしょう。

＊デンタルＩＱ解答

1-× 2-× 3-◯ 4-◯ 5-× 6-◯ 7-◯ 8-◯ 9-◯ 10-×

11-◯ 12-◯ 13-◯ 14-× 15-◯ 16-◯ 17-× 18-× 19-◯ 20-×

参考文献

『日本人永久歯解剖学』上條雍彦（アナトーム社）／『口腔生理学』林髞（日本科学協会）／『歯学微生物学』歯学細菌学談話会編（医歯薬出版）／『最新歯内治療アトラス』長田保・砂田今男編（医歯薬出版）／『新 楽しくわかるクリニカル エンドドントロジー』小林千尋（医歯薬出版）／『歯内治療学』戸田忠夫他編著（医歯薬出版）／『根分岐部病変』JUC編（ヒョーロン・パブリッシャーズ）／『根尖病変』木ノ本喜史編著（ヒョーロン・パブリッシャーズ）／『垂直歯根破折歯を救え！』二階堂徹監修（クインテッセンス出版）／『口腔顔面痛の診断と治療ガイドブック』日本口腔顔面痛学会編（医歯薬出版）／『基本画像診断』佐野司編（医歯薬出版）／『日常臨床における再生療法のテクニックと長期経過』伊藤公一・内田剛也編著（ヒョーロン・パブリッシャーズ）／『Functional Occlusion』Peter E.Dawson（医歯薬出版）／『歯周病治療のストラテジー』宮田隆・吉江弘正編著（医歯薬出版）／『TMDを知る』Greg Goddrd・和嶋浩一・井川雅子（クインテッセンス出版）／『歯周病と7つの病気』吉江弘正・高柴正悟編著（永末書店）／『エンド・ペリオ病変の臨床』吉野敏明・高橋慶壮編著（医歯薬出版）／『口臭診療マニュアル』宮崎秀夫編（第一歯科出版）／『クリニカル カリオロジー』熊谷崇・Douglas Bratthall他（医歯薬出版）／『一から学ぶ歯周外科の手技』茂野啓示・西川義昌（医歯薬出版）／『支台歯形成と咬合の基本』小林賢一・真鍋顕（医歯薬出版）／『親知らずはなぜ抜くの？』石井正敏（砂書房）／『口腔筋機能改善コンディショニング技法の基礎知識』姫野かつよ（砂書房）／『修復処置を伴う歯周疾患治療』高島昭博（医歯薬出版）／『100歳まで自分の歯を残す4つの方法』齋藤博・木野孔司（講談社）／『歯のゆがみをとれば95％病気にならない』村津和正（幻冬舎）／『あなたの歯医者はだいじょうぶ？』A歯科タニグチ会監修（ルネッサンス・アイ）／『だめな歯医者はすぐ削る』平澤正夫（草思社）／『歯はウソをつかない』村津和正（三五館）／『決定版　歯の本』釣部人裕（ダイナミックセラーズ出版）／『インプラント　運命を分けるドクター選び』島本敏宏（現代書林）／『歯科・インプラントは白衣の悪魔』谷口清（西海出版）／『悪い歯医者』山本圭一（データハウス）／『あっ　そのインプラント、危険です!!』きぬた泰和（ブイツーソリューション）／『あなたは歯医者に殺される!?』歯科医療患者を救う会・デンタル総合研究所編（総和社）／『たすけて！

歯医者さん』三番町なんでも調査団(エンターブレイン)/『歯医者が怖い。』大塚ひかり(平凡社)/『「医療否定本」に殺されないための48の真実』長尾和宏(扶桑社)/『月刊SAPIO』2014年1月号「うつは薬では治らない」井原裕×伊藤隼也(小学館)/『週刊ダイヤモンド』2013年6月15日号「歯医者の裏側」(ダイヤモンド社)

著者略歴

斎藤正人《さいとうまさと》

一九五三年東京生まれ。都立日比谷高校、神奈川歯科大学大学院卒業。

サイトウ歯科医院院長。歯科保存学・歯内療法学博士。

長年「歯を抜かない」を治療方針に掲げ多数の患者を救ってきた。

ブログ「抜かない歯医者のひとりごと」主宰。

同院は歯のトラブルに悩む患者が全国から押し寄せる「歯の駆け込み寺」になっている。

ブログ「抜かない歯医者のひとりごと」blog.goo.ne.jp/shozin07

幻冬舎新書 359

この歯医者がヤバい

二〇一四年九月三十日 第一刷発行

著者 斎藤正人
発行人 見城徹
編集人 志儀保博

発行所 株式会社 幻冬舎
〒一五一-〇〇五一 東京都渋谷区千駄ヶ谷四-九-七
電話 〇三-五四一一-六二一一(編集)
〇三-五四一一-六二二二(営業)
振替 〇〇一二〇-八-七六七六四三

ブックデザイン 鈴木成一デザイン室
印刷・製本所 株式会社 光邦

Printed in Japan ISBN978-4-344-98360-1 C0295
さ-12-1

幻冬舎ホームページアドレス http://www.gentosha.co.jp/
*この本に関するご意見・ご感想をメールでお寄せいただく場合は、comment@gentosha.co.jp まで。

幻冬舎新書

近藤信也
歯医者のウソ

歯科治療の問題点をはじめ、咬み合わせの調整や幼児期のよちよち歩きを再現するジャイロウォークの実践で、体調管理・老化防止・美容に寄与する「重力医学」の要諦を紹介。目から鱗の医学理論。

中村仁一
大往生したけりゃ医療とかかわるな
「自然死」のすすめ

数百例の「自然死」を見届けてきた現役医師である著者の持論は、「死ぬのはがんに限る。ただし治療はせずに」。自分の死に時を自分で決めることを提案した画期的な書。

久坂部羊
大学病院のウラは墓場
医学部が患者を殺す

医者は、自分が病気になっても大学病院にだけは入りたくない――なぜ医療の最高峰・大学病院は事故を繰り返し、患者の期待に応えないのか。これが、その驚くべき実態、医師たちのホンネだ！

浜六郎
認知症にさせられる！

不要の薬を何種類も飲み続けることで、認知症にさせられてしまう悲劇を、どうしたら防げるか。間違いだらけの診察・投薬から家族を守るための薬の知識。処方されたら要注意の薬剤リスト付き。

幻冬舎新書

岡本裕
薬をやめれば病気は治る

薬は病気を治すために飲むものだが、副作用があるだけでなく、体の免疫力を下げて回復を遅らせ、命を縮めることもある。薬をやめて自己治癒力を高め、元気に長生きできる方法を伝授。

髙島明彦
淋しい人はボケる
認知症になる心理と習慣

ボケと遺伝はほとんど関係なく、脳に悪い心理・環境をどれだけ避けられるかが、ボケる脳とボケない脳の境目になる。脳に悪い習慣をやめれば、いくつになっても若々しい脳を保てる！

左巻健男
病気になるサプリ
危険な健康食品

健康食品・サプリの危険性を製造、広告、科学的根拠の面から徹底追及。「ベータカロチンのサプリは体に悪い」「グルコサミンは血管の少ないひざ軟骨に届かない」「サプリは添加物だらけ」など驚きの真実が満載。

渡辺雄二
体を壊す13の医薬品・生活用品・化粧品

シャンプーやボディソープ、歯磨き粉やうがい薬、ダイエット食品やサプリメントなどをやめることが実は健康への一番の近道。科学ジャーナリストが体にいい生き方、商品の選び方を指南。

幻冬舎新書

渡辺雄二
体を壊す10大食品添加物

本書では消費者の体を確実に蝕んでいる、最も危険な10の食品添加物を紹介。普段口にする食品には体に悪い物質がこんなにも使われていた。食を見直すきっかけになる、現代人必読の書。

辨野義己
大便通《だいべんつう》
知っているようで知らない大腸・便・腸内細菌

ふだん目を背けて生活しているが、日本人は一生に約8・8トンの大便をする。大腸と腸内細菌の最前線を読み解き「大便通」になることで「大便通」が訪れる、すぐに始められる健康の科学。

白澤卓二
寿命は30年延びる
長寿遺伝子を鍛えれば、みるみる若返るシンプル習慣術

寿命を延ばす長寿遺伝子は、すべての人間に備わっているが、機能が眠ったままの人と活発な人に分かれる。働きを活発にするスイッチは、食事、睡眠、運動。アンチエイジング実践術の決定版。

笠井奈津子
甘い物は脳に悪い
すぐに成果が出る食の新常識

食生活を少し変えるだけで痩せやすくなったり、疲れにくくなったり、集中力が高まる身体のメカニズムを具体的に解説。食事が仕事に与える影響の大きさを知れば、食生活は劇的に変わる!